나를 바꾸고 세포를 변화시키는
웃음요법

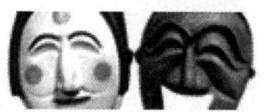

| 나를 바꾸고 세포를 변화시키는 웃음요법 |

1판 1쇄	2008년 3월 20일
편 저 자	박석종
발 행 인	윤승천
발 행 처	건강신문사
편 집	오정희
등록번호	제 8-00181호
주 소	서울시 서대문구 홍은3동 400-1
전 화	305-6077(대표)
팩 스	305-1436
값	15,000원
I S B N	978-89-88314-10-4 (03510)

- 잘못된 책은 바꾸어 드립니다.
- 이 책에 대한 판권과 모든 저작권은 모두 건강신문사측에 있습니다.
  허가없는 무단인용 및 복제를 금하며 인지는 협의에 의해 생략합니다.

나를 바꾸고 세포를 변화시키는

웃음요법

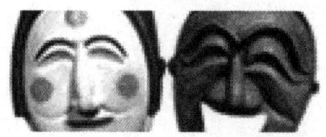

웃음치료사 박석종 편저

건강신문사

| 추 천 사 |

'건강의 회복과 행복한 삶'을 위한 귀한 선물

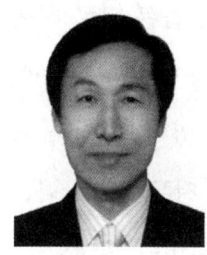

김 광 두
서울위생병원장

 이 책의 저자 박석종. 그는 '타고난 웃음꾼인가?' 라는 질문을 스스로 해 본다. '그렇다'는 답이 나의 결론이다. 그의 웃음은 대단히 감각적이다. 억지로 짜내는 듯한 그래서 아주 어색한 웃음이 되기 십상인 그런 웃음은 그의 것이 아니다. 우선 그는 얼굴과 몸매부터 매우 코믹하게 생겼다. 그리고 매우 천부적인 웃음 감각을 지니고 있다.
 이에 더하여 그는 탁월한 웃음꾼이 되기 위하여 끊임없이 노력을 한다. 웃음에 관한 전문서적을 탐구하는 등의 연구를 게을리 하지 않으며 그리하여 습득한 이론적 지식을 자신의 것으로 만들기 위하여 스스로가 웃는 연습을 거듭함과 아울러 그룹교육이나 환자들을 통한 임상웃음의 결과를 얻기 위하여 부단히 노력하며 이론과 실제를 접목시켜 온 웃음전문가이다.

그가 타고난 웃음꾼임에 틀림이 없지만 그의 삶의 초반부는 그다지 평탄하지 못하였다.

어려운 가정 형편에 더하여 병약한 그의 몸은 그로 하여금 우울하고 슬픈 생활을 벗어나지 못하게 하였으며 많은 이들이 그를 매우 불쌍하고 이상한 사람으로 여길 정도였다. 그러나 이제 그는 완전히 달라진 생활을 하고 있다. 웃음 전문가로서 다른 사람들에게 희망과 행복을 전하면서 세상을 밝히는 빛처럼, 이웃을 아름답게 하는 꽃처럼 살아가고 있는 것이다.

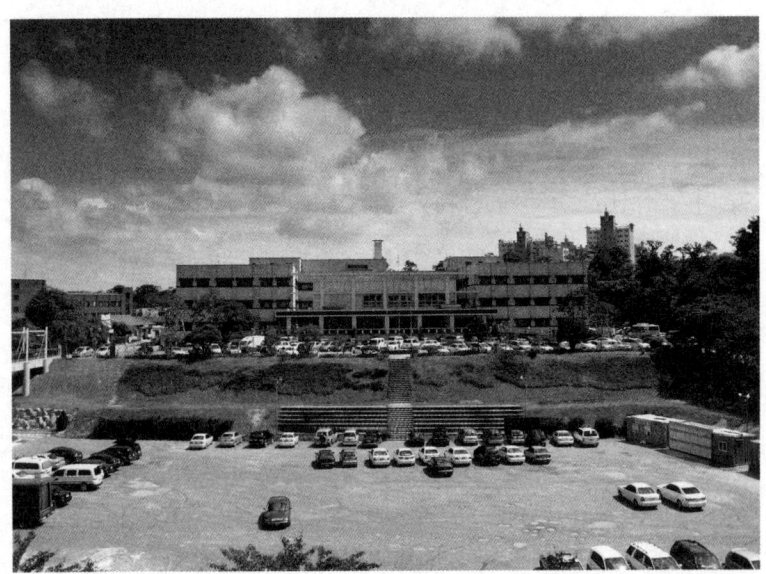

나는 그가 지닌 이 특별한 재능이 고통중에 있는 환자들에게 매우 유익할 것이라는 생각을 하게 되었다. 뿐만 아니라 병원의 직원들에게도 웃음 프로그램을 통하여 기쁨을 선사하면 그들의 밝은 모습을 통하여 환자들에게 좋은 서비스를 제공하는데 많은 도움을 줄 것이라는 기대를 하면서 그를 우리 병원의 전담 웃음 치료사로 채용하게 되었다.

그가 이제 웃음의 이론과 그 자신을 어려움에서 건져내고 환자들을 치료하는데 매우 큰 역할을 한 웃음치료의 실제적인 경험을 엮어서 한 권의 책을 내놓게 되었다. 이전에 이미 여러 종류의 매스컴을 통하여 그의 활동이 소개되었지만 이 책은 훨씬 더 다양한 내용을 담고 있다. 이 책이 독자 여러분들에게 읽을거리로서의 재미와 함께 '건강의 회복과 행복한 삶'이라는 귀한 선물을 안겨 줄 것이라는 기대를 하면서 일독을 권하는 바이다.

서울위생병원
원장 김광두

| 추 천 사 |

명실상부한 웃음치료분야의 국내 최고

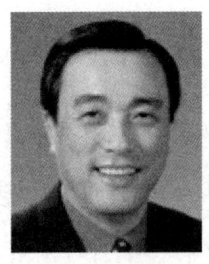

문 영 목
서울시 의사회장
의학박사, 정형외과 전문의

웃음이 사람과 세상을 즐겁게 할 뿐만 아니라 나아가 세포를 변화시키며 질병까지 치료한다는 사실은 이제 놀랄 일이 아닙니다.

웃음의 치료적 효능은 이미 전 세계 의학계에서도 인정하고 있는 사실입니다.

즐겁고 행복해서 웃을 수도 있지만 그 반대로 웃다보면 즐겁고 행복해질 수 있다는 사실은 오늘날 현대인들에게 매우 시사하는 바가 큽니다.

이 책의 저자는 현재 서울위생병원에서 정식으로 웃음치료실을 운영하면서 수많은 환자들 특히 절망적인 난치, 불치병 환자들에게 희망과 즐거움을 선사해주고 있는 국내 최초의 공인된 웃음치료사입니다.

　이 책 저자를 통해 고독하고 우울한 병원생활이나 투병생활을 활력 넘치게 할 수 있다는 것은 환자들에게는 커다란 행운일 것입니다.

　실제로 병원에 입원해 있거나 투병생활을 하면서 유쾌하게 웃을 수 있는 환자들이 몇 사람이나 되겠습니까.

　고독해하고 우울해 할수록 병은 더 깊어지고 회복기간도 느려집니다.

　유쾌하게 웃고 활력이 넘칠수록 병은 빨리 낫습니다.

　병원에서 웃음치료실을 정식으로 운영하면서 환자치료에 임하는 병원은 아마 서울위생병원이 국내에서 최초일 것입니다. 그만큼 이 책의 저자는 웃음치료분야의 선구적, 독보적 존재입니다.

　이제 머지않아 다른 병원에서도 웃음치료실을 열어 환자들의 영혼과 육체를 치료할 것입니다.

　이 책의 저자는 환자치료를 위한 현장경험이 누구보다도 풍부한 전문가입니다. 명실상부한 웃음치료분야의 국내 최고라고 할 수 있습니다.

　모쪼록 앞으로도 사명감을 가지고 이 분야를 잘 개척하고 이끌어 난치, 불치병 환자들에게 큰 희망을 줄 수 있기를 기대합니다.

　아울러 이 책 또한 웃음치료의 교본으로서 또는 환자들을 유쾌하게 변화시켜 주는 매개체로 널리 읽힐 수 있기를 소망합니다. 웃다 보면 즐겁고 세상이 살만합니다.

　이 책은 사람들을 웃게 만드는 책입니다.

서울특별시 의사회
회장
의학박사, 정형외과 전문의　윤영록

| 책머리에 |

2000년 1월부터 난치병 환자들과 웃음을 나누면서 색다른 체험을 하게 되었다. 2003년 까지만 해도 이들에게 해 줄 수 있는 것이라고는 10년 현장경험의 레크리에이션 강사로 때로는 이벤트기획 및 진행자로 한바탕 웃음을 선사해 줌으로 지치고 힘든 투병생활에 청량제 정도로만 생각했었다. 하지만 계획에 없었던 웃음의 능력을 하나 둘씩 경험하면서 2004년부터 웃음치료를 적극적으로 환자들에게 적용해왔다. 솔직히 웃음 안에 있는 큰 에너지를 만나기 전까지는 치료보다는 호스피스정신으로 즐거운 추억을 만들어 주는 정도였다. 그러나 지금은 보다 적극적인 믿음을 가지고 환자들에게 웃음치료의 중요성을 알리고 있으며 거친 삶의 현장에서 헤쳐 나갈 수 있도록 훈련을 시키고 있다.

최근 병원에서 환자 만족도 설문조사를 했었는데 웃음치료가 최고의 만족스러운 프로그램으로 평가되었다. 그 동안 주말을 제외하고 매일 웃음치료를 진행해 왔다.

얼마 전 중학교에 다니는 조카가 중병으로 입원하게 되어 인천에 있는 대학병원을 방문하였다. 환자들의 얼굴들은 굳어있었다.

멍하니 앉아서 TV 시청하는 환자, 병원 관계자들에게 불만을 토로하는 보호자, 덩달아 환자까지 나서서 험한 욕을 하는 50대 후반의 아저씨, 숨이 꺼져라 내쉬는 한숨소리.

그런 분위기에서 웃음치료를 연구하는 필자의 얼굴도 경직되기 시작했다. 이렇게 무거운 환경에서 빠른 쾌유를 기대하기란 어려울 듯싶다. 그러나 필자가 진행하는 웃음치료에 참석한 환자들은 그들보다 더 중한 병으로 투병 중이지만 건강한 웃음을 잃지 않기 위해서 열심이다.

웃음이 병원의 문화로 터를 잡기까지 어려움도 있었지만 도와주신 분들께 감사할 뿐이다. 고통 가운데서 웃음이 하나의 사치인 것처럼 인식될 수 있지만 사치가 아니라 필수 비타민 이라는 것을 깨달은 환자들은 일생에 이렇게 많이 웃었던 날이 없었다며 이구동성으로 고마움을 전한다.

난치병환자와 웃음이라 역설적으로 들릴지 모르겠지만 아니다 궁합이 잘 맞는다 찰떡궁합이다. 이 책을 한 장 한 장 넘길 때 마다 현장에서 짙게 묻어 나오는 웃음의 또 다른 진실을 만나게 될 것이다. 참 명의가 내안에 있다는 것을 깨닫는 순간 독자들은 기절할 것이다. 하지만 다시 살아날 것이다. 웃음거인과 함께… 씨~익

첫 만남

2000년 1월 7일 필드 생활을 청산하고 둥지를 떠나 잔잔한 바닷가가 한눈에 들어오는 산 능선에 자리 잡은 여수요양병원에 짐을 풀었다. 파도가 거친 목포 앞바다만을 보고 자라온 필자로서는 별천지로 여행을 온 것처럼 신선했다.

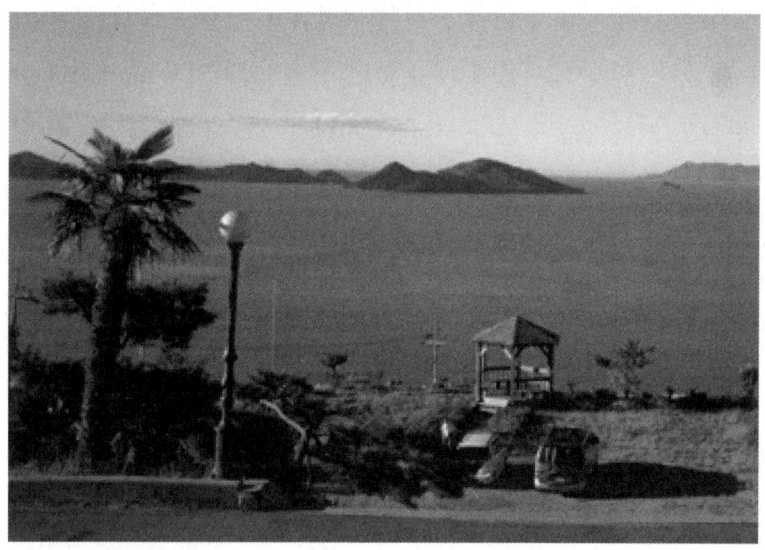

여수요양병원 전경

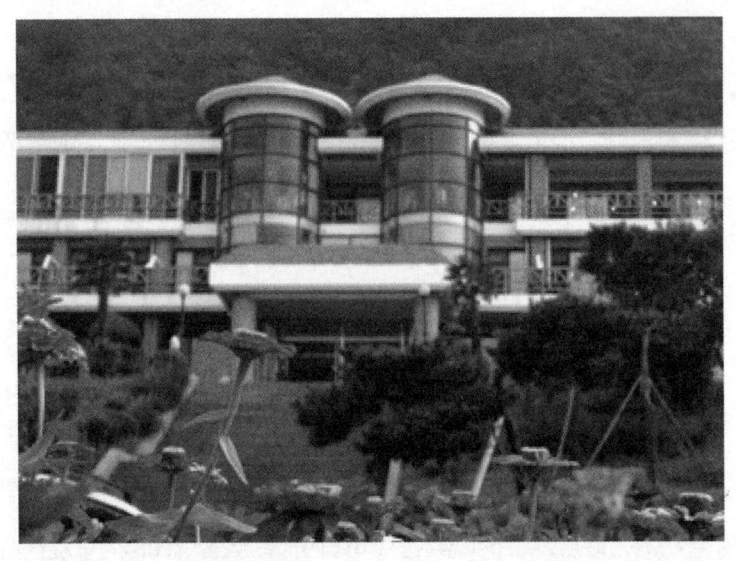

휴식을 취한 후 다음날 평화로운 바닷가가 한눈에 들어오는 전망 좋은 3층 식당에 채식 뷔페식 식사를 하기위해 줄을 서고 있는데 둥근 원탁 테이블에 앉아 있던 서너 명의 여자 환자들이 나를 보고 키득키득 웃는다. 시간이 지난 후 그 때 왜! 웃었는지 털어놓는다. '저기 염하다가 살아난 사람이 걸어간다.' 라고 말하면서 나를 보고 한 환자가 말하자 서로 맞다면서 웃음보가 터졌다는 것이다. "하긴 그 말도 틀린 말은 아니 네요 하하하하". 8년의 세월이 흘렀다. 내는 땅위에 힘겹게 서있고 그들은 땅속에 평안히 누웠다.

2007년 12월

박석종

목차

추천사 / 5

책머리에 / 11

제 1부 웃음치료 사례

01 웃음의 기적 / 21
02 웃음과 통한 3주 후 / 27
03 2주만에 사라졌다 / 33
04 항암치료 거절, 15년을 살고있다 / 39
05 웃음은 만병의 치료약 / 45
06 웃음으로 백혈병 완치 / 57
07 암투병은 어둡고 힘들지 않음을 보여주고 싶다 / 66
08 웃음뿐이다 / 71
09 너무 일찍 완쾌돼서 / 75
10 웃음의 놀라운 진통효과 / 80
11 웃음의 수면효과 / 82
12 스트레스 결과1 / 84
13 스트레스로 뒤틀린 환자 / 86
14 용서로 위암 완치 / 88
15 웃음으로 희망으로 / 91
16 웃음을 깨달은 사람들 / 93

제 2부 웃음제조법

01   춤, 명상, 동심과 웃음운동 / 109
02   훈련, 도전 그리고 꿈 / 154

제 3부 웃음치료의 역사와 의학적 검증

01   웃음치료 창시자 / 187
02   웃음의 어원 / 192
03   웃음치료의 의학적 검증 / 200

제 4부 웃음으로 살아났다

01   성격 / 211
02   질병 / 215
03   약한 기 / 216
04   추억 / 219
05   가족 / 231
06   편견이 와르르 / 238

제 5부 나를 바꾸고 세상을 변화시키는 웃음

01   나를 바꾸는 웃음 / 249

02   세상을 변화시키는 웃음 / 260

제 6부 건강한 웃음을 위한 8가지 생활습관

01   건강한 웃음을 위한 8가지 생활습관 / 277

02   우리는 가족이잖아요 / 289

03   아토피 성공 / 295

후기 / 301

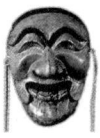 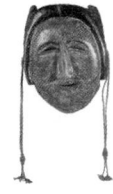 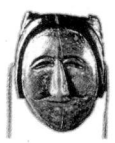 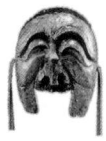

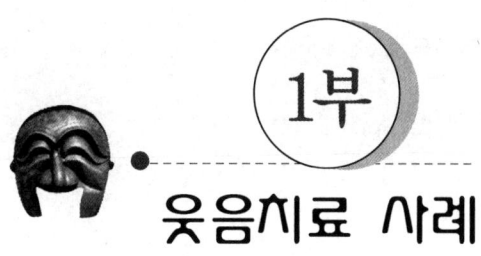

1부
웃음치료 사례

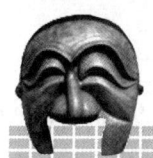
1. 웃음의 기적

전영수 (59세 · 간암말기)

　우리는 우리가 산다는 것이 무엇인지도 모르면서 우리가 왜 사는지 모르고 살고 있습니다. 제가 살아온 세월은 '하나님' 이것은 모두 남의 이야기였습니다. 그렇게 살면서 그래도 내 생각에는 열심히 산다는 생각으로 살았습니다. 아이들도 공부도 잘하고 말썽도 부리지 않고 나름대로 행복한 생활을 하고 있었습니다. 그러던 중 1998년도에 경기도 가평군에서 도로공사를 하청 받아서 공사를 진행 하던 중 장마가 닥쳐와 공사 장비와 자재까지 나의 재산 모든 것이 물에 다 떠내려가 버리고 나의 건강까지

앗아가 버렸습니다.

    천재지변이라 하여 정부에서 보상도 안 되고 생전 처음으로 119 구급차를 타고 의정부 신천병원으로 이송돼 검사를 해보니 간경변 이라는 진단이 나오더군요. 그러나 그곳에서 치료가 안 되어 서울 대학교 병원으로 이송을 하여 그곳에서 일년이 넘도록 치료를 받고 다시 검사를 하니 이번에는 당뇨가 너무 높아서 치료가 잘되지 않는다는 검진이 나와 다시 혈당 치료와 간경화 치료를 같이 받았습니다. 그러기를 4년 그래도 열심히 병원을 다니면서 당 치료와 간경화 치료를 받았는데 결과는 아무 효과가 없어서 건국대학교병원에서 운영하는 충주시 당뇨교실에서 인슐린 펌푸를 착용하고 약 20일 교육을 받고 퇴원을 했습니다. 그러나 병은 점점 악화 되어가고 있었습니다.

    건국대학교 병원에서 퇴원 후 다시 서울 대학교 병원에서 검사를 하니 이제는 간경화를 지나 간암으로 전이 되어 도저히 손을 쓸 수 없다며 집으로 돌아가라는 판정을 받고 집으로 돌아오니 어디 갈 곳도 없고 이제는 죽을 날만 기다리는 신세가 되어 자살을 하려고 약을 사 모으기를 시작하여 한 달여… 그때에 우리 집 사람이 눈치를 챘는지 나를 보자며 조용한 곳으로 가서 하는 말이 지현이 아빠 이상한 생각하지 말라며 "당신이 살아야 나도 살고 당신이 살아서 아무 일을 못하더라도 그래도 살아있어야 내가 최소한 과부소리는 듣지 않고 살지 않느냐"며 눈물을 흘리며 울더군요. 그래서 그때에 마음을 고쳐먹고 고종사촌 처제가 권하는 하동에 있는 OO수양원에 입소를 하여 식이요법을 접하게 되었습니다. 일개월간의 식이요법 교육을 마치고 집으로 돌아와 운동도 하고 여러 곳에 세미나에도 참석을 하면서 여러 곳을 돌아다니는 중에 저에게 큰 행운이 찾아왔습니다. 그것은 2005년 가을에 남양주시에 있는 에덴요양병원에서 시행하는 건강세미나에서 박석종 웃음치료사 선생님과의 만남 이었습니다.

처음에는 웃음 치료가 무슨 도움이 될까 하는 마음과 간암 말기 판정을 받은 내가 무슨 좋은 일이 있다고 웃음이 나오겠는가 하는 마음으로 건성으로 듣기 시작 하였습니다. 허나 매일같이 선생님의 말씀과 행동을 따라 하다 보니 이것도 나의 건강에 도움이 되겠구나 하는 마음으로 세미나를 마치고 집으로 돌아와 박석종 선생님이 가르쳐 준대로 연습을 하기 시작 하였습니다.

처음에는 잘 안되었지만 한달이 지나 두 달째 되니 조금씩 웃음이 나오기 시작하여 매일 웃음 치료를 병행 하면서 서울대학교 병원을 찾아가서 검사를 하니 11개의 암 세포가 4개로 줄었다는 소리를 듣고 열심히 웃음치료와 식이요법을 한 후에 다시 병원에 가서 검사를 해보니 이제는 암 세포가 2개밖에 없다며 교수님도 의아해 하시며 어떤 치료를 어떻게 했느냐며 물으시더군요. 그래도 제가 할 말은 아무것도 없습니다. 그저 감사의 기도와 하나님께 영광을 돌리며 나의 목숨은 이제는 내 것이 아니다 하면서 살기로 하는데 세 번이나 박석종 선생님과의 만남을 허락해 주시며 여러 가지 통로를 통하여 저에게 많은 은혜를 주셨습니다. 항상 감사하는 마음으로 살고 있습니다. 환우 여러분 암과의 싸움은 힘듭니다. 그러나 내가 살아야 하겠다는 의지와 노력만 있으면 얼마든지 이겨 나아 갈 수 있습니다.

저도 처음에는 원망도 많이 하고 세상에 삶이 이렇게 힘든 것인가 팔남매의 장남으로 태어나 일찍이 조실부모하여 동생들 뒷바라지 하며 어렵게 살아온 나에게 내가 무엇을 잘못했다고 이런 시련과 고통을 주시나 하며 원망도 많이 했지만 이제는 모두 잊고 이것이 우리 그분의 뜻이겠지 하면서 저도 열심히 살아야 하겠다는 마음으로 환우 여러분께 봉사하며 항상 감사하는 마음으로 살겠습니다.

2007년 전영수 배상

2005년 11월경에 10일 코스 건강세미나에 참석 했었다. 또 다시 2006월 2월에 2차 세미나에 참석을 하였는데 그 동안 집으로 돌아가 방문을 잠그고 틈틈이 매일 포복절도하며 등에 땀이 나도록 그냥 웃었다고 한다. 처음에는 내가 뭐하는 짓인가 하면서도 미친 듯이 웃었다는 것이다.

3개월이 지나 11개의 암이 4개로 줄어들었다며 환자들 앞에서 시범을 보였다. 그래서 너무 기뻐 웃음치료 교육을 받기 위해 다시 세미나에 참석했다며 다시 한번 쑥스러워 하면서 포복절도 웃음시범을 보여준다. 또 다시 한 달 만에 2개로 줄어들었으며 서울대학병원에서 3개월 선고 받았는데 3년이 지난 현재까지 건강하게 생활하고 있다며 선생님을 만난 것이 행운이라며 감사한 마음을 전한다. 최근에(2007년 5월) 다시 만났는데 이제는 3개월에 한 번씩 확인 차원에서 검사받으러 다니고 있으며 2개의 암도 진행이 멈추고 잠자고 있다고 한다.

"하루 어느 정도 웃었습니까?"

"짧게는 1분에서 길게는 5분까지 웃었습니다. 처음에는 10초 웃는 것도 어려웠습니다."

"힘들지 않던 가요?"

"한동안은 허리가 끊어질 정도로 아팠지만 차차 통증이 사라졌습니다."

"하루 평균 어느 정도 웃었나요?"

"대중이 없었고요 집에서 컴퓨터 작업 하다가 수시로 웃었으니까 많이 할 때는 연습포함해서 40분 까지 했던 것 같습니다."

"야! 대단하네요! 다른 치료는 하지 않으셨나요?"

"색전술을 병행 하면서 동네 산을 타며 운동을 열심히 하고 채식위주의 식사를 했습니다. 무엇보다 하나님께 전적으로 의지했습니다."

미국 UCLA대학병원의 프리드 박사는 하루 45분 웃으면 고혈압이나 스트레스 등 현대적인 질병도 치료가 가능하다고 소개했습니다.

요절복통腰折腹痛 – 허리가 끊어지고 배가 아플 정도로 웃었다고 한다.

자지러진 웃음 – 배를 잡고 바닥에 떼굴떼굴 구르면서 웃었다고 한다.

주의 : 모두에게 똑 같이 적용하기는 어렵다. 체력이 약한 환자들은 주의해야 한다. 웃음의 부작용을 참조하세요!

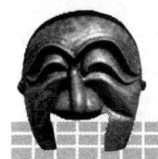
2. 웃음과 통한 3주 후

조병숙 (폐암 4기)

병숙 이모는 웃음치료와 통했도다!!!
 처이모의 딸 이름은 경아다. 경아가 어느 날, 그러니까 2006년 12월 이었던가?
 띠리링 띠리링 "형부, 나 경아예요. 큰 이모한테 대충 얘기는 들었죠? 우리 엄마, 형부 있는 요양병원으로 입원하려고요. 내일 가면 형부 만날 수 있죠? 그럼 가서 만나요, 형부"

처이모는 폐암 4기였다. 아니, 그때까지는 처이모부와 식구들은 알고 이모는 그냥 암이 폐에 있는데, 수술하기는 곤란한 형태로 암이 흩뿌려져 있는 줄로만 알고 있었다. 많은 가족들이 본인에게는 절망할까봐 말하지 않기도 하는 암4기 환자다. 나는 몇 번의 가족모임에서 만난 적이 있어서 알고, 워낙 처가 쪽의 친척들의 잦은 모임이 있는 분위기를 좋아하고 해서 잘 아는 이모다. 그런데 어쩌다가 암4기에 발견한 것일까? 안타까웠다.

다음날 오전 11시경 원무과 창구 앞에서 이모와 이모부 그리고 전화를 했던 경아를 만났고, 608호 4인실 병실로 입원하게 절차를 밟고 짐을 풀었다. 이모는 궁금해 했다. 이 병원에 입원한 환자 중에 몇 명이 나아서 나갔는지? 통증이 있는 환자들을 병원에서 어떻게 통증을 줄여주는지? 또 어떤 치료법을 쓰는지? 등등 여러 가지를 물어보셔서 상세히 설명을 드렸고, 주간, 일간 스케줄을 알려 드렸다.

일간스케줄은 기상, 새벽기도, 체조, 조식, 회진, 운동, 치유시각화, 웃음치료, 물리치료, 천연치료, 건강 세미나, 공연 순으로 다른 병원에서 암 환자들이 병상에 누워있는 것과는 다르게 바쁘게 움직이는 일과다.

이모가 암에 걸린 이유가 본인 때문이라고 자책하는 이모부의 도움으로 병원 생활을 열심히 하셨다. 암4기인 것은 모른 체로….

어느 날 병문안을 온 이모부 친구들에게 암4기인 것을 아무생각 없이 말하는 이모부의 말을 들은 이모는 하늘이 노래졌다. 그 정도인 줄은 몰랐는데, 활동적으로 모든 프로그램에 참여하던 이모는 며칠 동안 옆 병실에 있는 분들도 눈치챌 정도로 침울하고 낙담하는 빛이 역력한 모습을 보였다. 이때 많은 분들이 이모를 도왔다. 안천수 목사님, 웃음치료사 박석종계장님, 또 필요할 때마다 뿅하고 나타났다고 하는 관리계장인 나 등등. 특별히 나와 관계가 절친한 웃음치료사 박석종 선생은 이모는 웃음치료의 치료효과를 3개월 안에 볼 것이라며 정말 열심히 웃고 참여한다고 전했다. 그래서 일까 이모는 침울했던 며칠의 공백을 깨고 밝아지기 시작했다. 웃기 시작했다. 감사하기 시작했다.

옆 병실 환우들을 방문하기 시작했다. 봉사활동까지 하기 시작했다. 이것이 박 선생이 말한 웃음치료의 효과일까?

병을 받아들이는 태도와 변화, 삶에 대한 의지와 궁극적 삶의 목적에 대한 생각의 변화, 사소한 일에서 행복을 찾을 수 있고 그것이 바로 행복이라는 것에 대한 확신, 속 끓이게 했던 남편이 내가 사랑해 주고 안아주어야 할 대상이었다는 것 등등 내 자신이 얼마나 소중하고 모든 환경은 마음먹기 달렸고 내가 주체적으로 아름답게 만들 수 있다는 웃음치료의 모토를 박선생은 말해왔었다.

웃음치료는 그저 허공에 대고 공허한 웃음을 내고 마는 것이 아니고 웃을 때에 반사적으로 일어나는 창조주가 만든 생리적 기적과 웃음의 철학을 웃음치료시간을 통해 교육 받은 이모의 정신적 마음가짐이 합쳐져 시너지효과를 이루어 이모는 탈탈 털고 폐암4기의 멍에를 긍정적으로 받아들인 것이다.

점점 이모는 달라졌고 15일에 한 번씩 가는 아산병원에서의 검사결과가 병세의 호전으로 나타나며 기쁨과 감사의 순간들이 계속 되고 있다. 지금은 4개월의 입원생활을 마치고 퇴원하여 충남 청양의 친정집과 서울 집을 왔다 갔다 하며 지내시는데, 친정집에 있는 올케와 그렇게 재미나게 지내신다.

깔깔깔 소리를, 고마워 소리를 연발하며 지낸다. 왜? 올케도 웃음치료를 세미나에서 배웠다네, 요즘은 웃음치료가 많이 대중화되어가는 추세인가보다. 전에는 얌전하고 말수가 적던 올케가 확 바뀌었단다. 서로 쳐다보며 깔깔 웃고, 사소한 일에 이래서 고맙습니다. 저래서 고맙습니다. 심지어 전화로 까지 누구에게 전화를 하더니 그때 이래서 저래서 고맙습니다 라고 까지 한단다.

웃음치료는 환자뿐이 아니라 보통 사람들에게도 필요한가보다. 생활을 즐기게 하고 감사하며 긍정적으로 살게 하니 말이다. 그렇게 살다보면 우리나라 주요사망원인인 암도 순위 밖으로 밀려나게 될 날도 멀지 않으리라는 희망 섞인 생각도 하게 된다.

많은 사람들이 웃음치료를 만나서 삶의 질이 높아졌으면 하는 바램으로 펜을 놓는다.

박 선생님 파이팅!!!

시작이 반이라는 명언이 마음에 와 닿는다. 일단 시작하면 어떤 방식으로든 해결이 된다. 여러 환자들이 시작 단계에서 웃음이 어색하고 낯 뜨겁다며 겁먹고 포기해 버린다. 입원한 날부터 그 분의 행동은 다른 환자들 보다 튀였다.

"조병숙 사모님 (폐암4기, 56세) 이대로 3개월만 하세요! 전영수 선생님과 닮은 데가 많네요!" 적극적으로 밝았으며 치료 될 거라는 신념을 행동으로 옮겼다. 직감이 맞아 떨어질 때가 있다.

2007년 1월11일 웃음치료 시간에 반색을 하며 참석한 환자들에게 반가운 소식을 전한다. 3주 만에 병원을 찾았는데 담당 의사 선생님이 암 덩어리가 놀랄 만큼 줄어들었다며 어떻게 된 거냐고 묻길래 웃음치료를 받았다고 얘기를 했다고 한다. (필자의 소견으로는 웃음치료만으로 나았다고는 생각지 않지만 치료에 큰 도움을 준 것만은 확실하다.)

눈처럼 휘날린 암들이 없어지고 가느다란 것만 있다면서 조만간에 가느다란 것도 없어질 것 이라며 큰 암 덩어리도 많이 쪼그라들었다고 한다.

박 선생님이 3개월만 눈 딱 감고 웃음훈련을 해보라고 해서 병실과 산책 중에 시키는 데로 열심히 하고 있다며 기쁨을 주체하지 못하며 웃음을 터트린다.

2007년 7월 9일 며칠 전 전화상으로 대화를 나누는 데 3개월 선고를 받았던 분의 목소리 같지 않게 활기차다. 동네 분들에게 웃음건강법을 알려주며 함께 자주 웃는다며 고마운 마음을 전한다.

미국 인디애나주 볼 메모리얼 병원은 외래 환자들을 조사한 결과 하루 15초씩 웃으면 수명이 이틀 더 연장되는 것으로 밝혔습니다.

▶▷ 억지웃음

특정한 감정 표현을 흉내 내면 몸도 거기에 따른 생리적 유형을 쫓아간다고 한다. 즉 억지웃음도 진짜 웃음 못지 않는 것이다. '억지로 웃다가 정말 웃게 되는 것'이 웃음으로 가는 훈련 과정이다.

- 미국 샌프란시스코대 에크만 박사

"거짓 웃음(Faking Laughter)"도 진짜 웃음과 비슷한 화학적 반응이 체내에서 일어난다고 주장하고 일부러 웃는 척해도 행동은 진짜 웃음으로 바뀐다고 한다.

- 미국 아리조나주의 패트릭 프래너겐박사

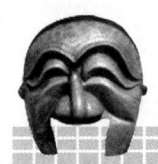 # 3.2주만에 사라졌다

임금자 (자궁경부암 3기 말)

저는 처음 아랫배가 당기고 아파서 지역 병원을 찾아 검진을 했습니다.

의사 선생님께서 큰 병원에 가서 다시 검사를 받아 볼 것을 권유하여 원자력 병원을 찾아 검사를 받은 진단 결과는 자궁 경부암 3기 말. 좌,우 임파선까지 전이된 상태이며 진행이 이미 너무 많이 되어 수술은 할 수가 없었습니다.

저는 입원하여 항암 6차례, 방사선 30회, 특수 방사선 1차 48시간, 2차 24시간을 받았습니다 정말 힘들고 어려운 투병생활을 하였습니다.

얼마나 힘든 치료인지 환우 여러분은 잘 알고 계시지요.

그 힘든 치료에도 불구하고 방관, 난소, 직장까지 악화 되었다는 의사 선생님의 말씀이었습니다. 이렇게 치료가 안 된 경우는 100명중 한 사람 있을까 말까한 경우라는 것이었습니다 별다른 치료 방법이 없다시며 마지막으로 방법은 대,소변줄을 복부밖으로 연결하여 주머니를 차고 다니는 방법인데 이 방법도 장담 할 수는 없고 그냥 한번 해보자는 것 이었습니다 또한 수술 중에라도 사람이 잘못 될 수도 있고 수술후에도 살 수 있을지 알 수없는 상태이지만 마지막 방법이며 이 방법도 PET를 찍어보고 나서 PET결과에 따라서 해야 한다고 하셨습니다.

방사선과에 PET촬영을 예약하니 한 달 후로 예약이 되어 선생님께서 이 환자는 한 달까지 있으면 위험하니 응급 환자로 빨리 촬영을 하자시며 방사선과에 말씀하시니 2주 후로 예약이 되어 집으로 돌아왔습니다.

이제는 의학과 의술로는 어찌 할 도리가 없나보다 생각하고 나는 교회를 다니기에 하나님께 기도 드렸습니다.

생명주심도 하나님이시며 생명 부르심도 하나님이심을 저는 알기에 기도 드렸습니다. 항암제와 방사선치료 후유증으로 온몸이 뻣뻣하며 허리와 다리 통증으로 견딜 수가 없었습니다. 밤이면 통증으로 고통이 더욱 심해 잠을 이룰 수가 없음으로 뜬 눈으로 밤을 새며 투병 생활을 하면서도 기도는 잊지 않고 드렸습니다.

식구들이 걱정할까봐 방문을 닫고 이불을 푹 쓰고 감당 할 수 없는 눈물의 간절한 기도를 드렸습니다. 그러던 중 올케 언니 내외분께서 오셔서 00요양 병원이 있는데 그 곳은 식이요법과 기도로 환자들이 치료를 받는다면서 동생 같은 믿음이면 분명히 고침을 받을 것이라고 희망과 용기를 주시고 기도도 해 주시고 입원을 권면하시어 입원을 하기로 하였습니다.

그런데 입원하러 가는 길이 왜 이렇게 멀게 느껴지고 겹겹이 싸인 깊은 산중으로 가는 길이 너무 막연하고 두려웠습니다.

내 머리에는 온갖 생각으로 가득 차 있었습니다. 아주 먼 옛날에는 호호 백발 늙으신 부모님을 지게에다 지고 깊은 산중으로 고려장을 지내러 갔다더니 나는 이렇게 병들어 돌아 올 수 없는 깊은 산길을 가는 것이 아닐까 많은 생각을 하면서 깊은 산중에 와 입원을 했습니다.

이곳의 치료는 숯팩 찜질, 맛사지, 치유 시간, 웃음치료, 스트레칭 등이 있었습니다.

그리고 방장님의 사랑의 도움이 있었습니다. 우리 방장님 공명연 선생님을 잊을 수가 없었습니다. 나는 이곳에 와서 그냥 돌아갈 수는 없다고 마음을 다짐하고 모든 프로그램에 열심을 다해 참석하면서 기도도 잊지 않고 하나님께 기도하는 시간을 놓치지 않았습니다.

아무도 오지 않는 대강당을 찾아서 혼자 하나님을 만나는 시간이었습니다.

기도하는 순간순간 세상의 잘못된 나의 삶의 고백과 가장 많이 사랑했어야 할 남편을 사랑하지 못했었고 이해하지도 않고 미워하며 정말 살기조차 싫어하며 원망과 불만을 가지고 살았던 것을 회개하며 나의 잘못을 뉘우치며 남편을 용서하는 마음을 고백하며 용서의 눈물, 화해의 눈물을 흘렸습니다.

눈물의 기도는 수없이 드려 보았지만 나의 두 **뺨**을 뜨겁게 적시며 흘러내리는 그런 눈물은 처음이었습니다 정말 손수건으로는 감당 할 수가 없는 눈물의 기도이기에 수건으로 얼굴을 감싸고 참회의 눈물을 흘리며 기도 하였습니다. 남편이 옆에라도 있으면 손잡고 그동안 사랑하지 못하고 원망만했던 것 용서해 주세요. 말하고 싶었습니다. 하지만 지금 나의 남편은 이 세상에 없습니다. 하면서 나의 잘못을 뉘우치는 용서의 기도였습니다.

"성경에 나오는 모든 병자, 중풍병, 혈류병, 문둥병, 눈먼 소경과 앉은뱅이를 일으키시고 고치신 주님, 죽은 나사로까지 살리신 주님, 저에게도 그러한 은혜를 주실 수는 없는지요. 은혜를 베풀어 주세요" 애달픈 나의 기도였습니다.

또한 병원 뒤 주차장 한쪽에서도 따스한 햇빛을 받으면서 조용한 기도도 드렸습니다. 그 기도 시간에 나는 하나님을 만났습니다. 하나님께서 나를 안으시고 평안한 모습을 보았습니다. 그리고 박석종 선생님께서 지도 하시는 웃음치료 시간에 참석하며 처음에는 어색하고 쑥스럽고 했지만 억지로 웃어도 치료가 된다기에 잘 참석하며 웃다보니 자연스럽게 웃게 되더군요. 이 웃음치료 시간이 저에게 큰 도움이 되었던 것 같아요.

감사한 것은 박석종 선생님의 직분과 신분을 모두 잊으신 채 환우들을 위해서 여러 가지 모습으로 웃기시는 모습이 더욱 고마웠습니다.

"환우 여러분 웃을 수 있을 때 잘 웃어 보세요. 이 모든 것이 그냥 어느 누구가 갖다 주는 것은 아니랍니다. 본인 스스로 낫고자 하는 마음을 가지고 본인의 노력과 의지로 감당해야 합니다."
이렇게 요양병원에서 7일을 지내며 PET촬영하는 예약 날이 되어 PET촬영을 하고 일 주일 후 결과를 보러 병원에 갔습니다.

그 결과는 믿지 못할 놀라운 일이었습니다.

내 몸 안에 있던 '모든 암세포가 전혀 보이지 않는다' 는 의사 선생님의 말씀이었습니다. 의사 선생님도 믿어지지 않는 듯 PET촬영 전 차트와 촬영 후 차트만을 보시고 또 보시고 선생님도 놀라시고 저도 놀라서 아무 말을 못하고 멍하니 있다가 "저는요 에덴 요양병원에 입원하여 치료중입니다"라고 했어요. 우리 올케 언니는 너무 좋아서 이웃 사람들에게 '우리 시누이가 다 나았대요.' 하며 자랑도 했답니다. 그동안 나를 아시는 모든 분들의 기도와 우리 가족, 친척 자녀들의 기도와 나의 기도 드림이 헛되지 않았음을 하나님께 감사드렸습니다. 환우 여러분 희망과 용기를 가지시고 살아계신 하나님을 믿고 의지하고 기도해 보세요. 우리 하나님께서 나의 그 뜨거운 눈물의 기도를 받으시고 은혜를 베풀어 주셨어요. 저는 하나님께서 고쳐 주셨음을 확신합니다.

암으로 투병중인 수많은 환자들을 만났지만 이렇게 단시간에 치료된 모습을 보지 못했다. 지난날의 잘못을 용서를 구하며 눈물로 기도를 했으며 손수건으로 흐르는 눈물을 훔쳐내지 못하자 큰 수건을 얼굴에 감싸며 지난날의 잘못을 자복했다 한다. 어느 순간부터 이 땅을 떠났지만 용서하기 어려웠던 남편에 대한 미움의 매듭이 풀리면서 암 덩어리들도 함께 사라졌다며 말씀을 하시던 모습이 지금도 또렷하다.

2007년 7월 16일 현재 춘천에 살고 있는 딸집에서 손주들과 다복하게 사신하고 한다. 목소리가 건강하고 밝다. 현재 나이 59세 벌써 햇수로 7년이 지났다고 한다.

꼭 한번 만나고 싶은 분이다. 아담한 용모에 차분하시고 예의가 바른 분 이었다.

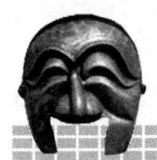
4. 항암치료거절, 15년을 살고 있다.

한 복순 (유방암)

꼬박 4년 만에 박석종 선생님을 만났다.

병원에서 처음만나 웃음을 가르쳐 주시던 선생님은 어떻게 변했을까?

아니 날 보면 뭐라고 말할까 설레는 마음으로 병원 문을 들어섰다.

참으로 반가웠다. 선생님은 서울위생병원 웃음치료교실에서 멋진 모습으로 나를 반겼다. 그랬다. 내가 한참 죽을 고비를 넘기며 투병할 때 보았던 사람들, 그들을 보면 살아있다는 존재의 가치를 더욱 느끼곤 한다.

오늘 선생님은 나에게 그렇게 기쁨을 주었다.

지난 4월 달에 원주 귀래에서 씩씩하게 투병을 하라며 나에게 격려를 해주시던 서울위생병원 병원장님도 만나 뵙고 정말 뜻있고 소중한 하루였다.

돌아오는 차안에서 깊이 생각하는 시간을 가져 보았다.

나에게 4번이나 생명을 연장 시켜주신 하나님께….

그분이 만드시고 기뻐하셨던 인류를 위해.. 소외되고 병든 이를 위해 내가 할 수 있는 것이 무엇일까 하나님의 사랑으로 주신 웃음의 전도사가 되고 싶다는 생각을 해보면서 가슴이 따뜻했다.

벌써 햇수로 15년 다른 환우들은 나를 보면 기적이라고 말한다.

오래 살았다고 기적이라 한다.

15년을 산 것이 기적이 아니라 15년을 살아온 과정이 기적이라고 생각 한다.

지난 2006년 8월 4번째 재발(전이)이라는 진단을 받고 4번째 하늘이 무너졌다.

절망의 꼬리는 3일을 꼬박 나를 괴롭혔고 그 위력은 가히 대단했다. 나의 체력은 형편없이 무너져 내렸고 결단 할 수 없는 혼란이 나를 괴롭혔다.

단 3일만에 영육이 황폐해지는 것을 보고 깜짝 놀라 육체의 재생은 정신에 있다는 것을 깨닫고 결정을 했다.

3일 만에 보따리를 싸들고 포천산으로 올라갔다.

눈물로 하나님을 찾았고 호소하며 살려달라고 부르짖었다.

"인간의 세포는 감정에 반응한다."

무너져 내리던 나의 세포는 다시 재생하는 세포로 바뀌는 것을 느낄 수 있었던 것이다.

가족과 함께 눈물의 기도를…. 늘 남편에게 미안한 마음이다

남편은 한 번도 환자와 살았다는 생각이 들어 본적이 없다고 격려 해준다.

그러던 어느 날 남편은 5년 전 절망의 늪 속에서 당신의 웃음치료를 통해 몸과 정신이 맑아 졌던 기억을 하며 희망을 가져보라고 말한다.

이글을 통하여 "여보 늘 고맙습니다."

○○병원 정○○ 박사님

항암치료를 거절했다. 5년 동안 채식을 하면서 항암을 이길 수 있는 체력이 아니라고 생각했기 때문에 거절하고 아르미덱스 라는 호르몬제 (유방암치료 후 누구나 복용)를 복용 하면서 ① 레몬요법 ②아침 냉수마찰 ③저녁 족욕 ④스트레칭(등산, 수영) ⑤율무효소 ⑥ 당근주스 ⑦현미식사

자연식 투병을 즐겁게 하고 있다.

물론 많은 유혹도 있었다. 그렇게 열심히 건강생활을 했는데

또 재발이라니 차라리 먹고 싶은 거 먹고 체력을 보강하라고 먹고 죽은 귀신 때깔 좋다고 그러나 나는 생각이 달랐다

어떠한 상황에도 죽음이 나를 유혹해도 절대로 채식은 포기 할 수 없다고….

나는 지금 성공 하고 있다. 항암제 치료도 포기 했는데

4번째 재발 했는데 내 몸속(폐)에 퍼져 있는 암 덩어리가 줄어들기 시작 한 것이다. 주치의 정OO 선생님이 놀라며 즐거워하신다.

작년 8월 이후 4번 검사했는데 1번은 커졌고 나머지3번은 계속 줄어들고있다. 하나님 감사합니다. 환우여러분 힘과 용기를 내십시오. 포기 하지 마십시오. 그리고 지혜를 얻어 끝까지 성공 하십시오.

그날 박석종 선생님이 "한복순씨 죽음에 대해 생각해 보셨는지요."

"아니요 나는 지금까지 한 번도 죽음을 생각해 본적이 없습니다.

그래서인지 죽음의 두려움을 느껴보지 않았습니다."

온몸이 부종으로 퉁퉁 부었고 손톱 발톱은 다 빠져 걸을 수도 없어 방 침대에서 배식 시켜 먹었던 에덴병원의 깔딱 고개를 한 번이라도 올라가 보는 것이 소원이었던, 그때 웃으면 산다고 해

서 얼굴에 검은 그림자를 뒤로 한 채 괴이한 모습으로 깔깔 웃던 암환자 한복순….

　박석종 선생님 나 어떻게 변했어요. 선물인 웃음 온 인류가 웃는 그날까지 암 정복의 그날까지 웃어요.

　하하하 호호호 헤헤헤….

　한복순 사모님의 얼굴을 보면서 이겨낼 거라는 자연스러운 믿음이 있었다. 매사에 적극적이었고 밝은 언어가 생활화 되어있었다. 4년 만에 만난 그의 모습은 여전히 활기차 보였다. 저 강력한 내공이 어디서 나오는 걸까? 궁금했다.

　퍼즐 맞추기를 해본다.
　첫째 : 죽음에 대한 두려움이 보이질 않는다.
　둘째 : 매사가 긍정적이고 낙천적이다.
　셋째 : 학구적이다. 스스로 공부하면서 몸에 맞는 치료법을 터득하고 있다.
　넷째 : 적극적이고 집중력이 뛰어나며 단순하다.
　다섯째 : 일을 즐기면서 한다.
　미용사가 20명이 넘는 미용실을 경영하고 있으며 이번에 내부 인테리어를 하는데 재미있다며 연거푸 웃음을 짓는다.
　여섯째 : 가족들과 화목하다. 그럴 수밖에 환자가 웃는데 화목

할 수밖에….

　일곱째 : 환자로 보이질 않는다.

　'당신이 환자라고 생각해본 적이 없었다.'는 남편의 말을 깊이 음미해본다.

　여덟째 : 단순한 신뢰심이 있다.

　죽을 만큼 아 팠는데 죽긴 왜! 죽어요! -한 복순

담소談笑 - 편하게 이야기하면서 웃는 웃음

▶▷ 낙천의 힘

　1980년에 심장마비를 당했던 95명을 조사한 결과 8년 내에 두 번째 심장마비가 왔을 때 가장 비관적인 사람으로 분류된 16명 중 15명이 사망했으나 가장 낙천적인 16명은 5명만 죽었다.

　　　　　　　　- 미 펜실베니아 대학교 마틴 셀리즈맨교수

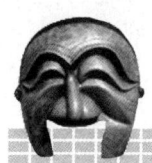
5. 웃음은 만병의 치료약

이수민 (56세 · 우울증)

제대로 된 글 인지 참 부끄럽고 민망합니다.
그러나 심적으로 매우 힘들고 아픈 상태라
힘들게 만들었답니다.
하지만 진실되게 최선을 다했습니다.
건강하시죠?
늘 건강하셔야 합니다.
한번 뵙게 되겠지요.
소素여 아름다운 미소

언제부터였던가
약 5~6년 전 부터 우울증인지도 모르게
조금씩 괜시리 마음이 슬퍼지며 아파지고
알 수 없는 노여움에 얼굴을 붉히며
작은 일에도 그저 예민하게 반응을 하여야 했던 때가 있었다.
어디가 아픈 줄도 잘 모른 체
병원에 입원하는 횟수가 늘어나고
병명을 찾아야한다는 병원의사들은
4시간마다 피검사를 위하여 혈액을 채취해갈때면….

그렇게 보낸 세월이 어언 6여년
작년 8월 6일 몹시도 덥기만 하던 그날
보호자도 동행자도 없이
나선 길 그나마 길눈이 어두워 운전을 기피하는 내가
혼자서 집을 나섰다.
남양주 축령산 꼭대기에 자리 잡은
에덴요양병원

병원을 좋아하는 사람이 얼마나 있을지는 모르겠으나
2003년부터 일년에 한 번씩 찾아오던 곳이다.
700고지 높고 깊은 산중에 넓고 큰 흰색건물을 찾아가다보면 참으로 아름답고 멋진 곳이라는 생각을 하게 된다.

아름다운 정원과 분수 예쁘게 지어진 정자와
나무 그늘 밑 벤치

어느 멋진 산속 호텔이나 콘도쯤으로 느껴 질만큼
아늑하고 조용하며 깨끗한 병실은
우선 마음을 안정시켜준다.

그런데 병실엔 어느 환자 한분만 잠들어 누워 있을 뿐
넓은 병실은 너무 조용하다.

아마도 병원에서 실시하고 있는 각종 프로그램에
참석을 하고 있든가.
아니면 산책을 하고 있을지도 모르겠다.

그렇게 시작한 병원생활,
오전 오후로 나뉘어 산책을 하기로 하고
병원정원에서 시작하여 병원으로 다시 돌아오는 산꼭대기
산책로를 따라 걸으며
내가 걷고 있는 길 아래를 내려다보며

아마도 원시림이 아닐까 할 만큼
빽빽히 들어찬 나무숲을 보는데

아! 그래 이곳이라면 난 우울증을
깨끗이 털어 버릴 수 있을 거야라고
스스로에게 힘을 불어넣게 된다.

아침식사 시간
커다랗고 멋진 레스토랑 같은 대형식당에는
많은환자들이 자리를 하는데

아~ 하나님이시여 하늘 아버지시여!

환자 대부분이 암이라는 병명을 갖고 입원해 있는
암 전문 요양병원

항암치료로 다 빠져버린 머리카락 대신
스카프를 쓰거나 모자로 머리를 아예 덮어버린 듯
그 많은 암 환자들
그런데
그분들은(환자) 나에게 이렇게 말을 한다.

우울증? 아~ 그 병은 정말 무서운 병이야
암 보다도 무서운 병이야
암 환자는 살려고 발버둥 치고
우울증환자는 죽으려고 애를 쓰지

우리 함께 웃음치료 교실에 가요.
박석종 선생님이 지도 하시는 웃음치료실에 가보아요.
그럼 그 무서운 우울증은 금방 사라질꺼예요.
라면서 함께 박석종 선생님을 찾아가보자고 한다.

하지만 난
마음속으로 이렇게 말한다.
어떻게 억지로 웃어 어떻게 실없는 사람처럼
이유 없이 웃을 수 있단 말이야.
해설프게 실실 웃고 다니는 사람들은 점잖지 못 한거야.
개그맨들의 억지 연기를 좀 보아 불쌍해 보이잖아.
여자는 웃고 싶어도 가만히 돌아서서
손으로 입을 가리고 얌전히 웃어야 하는 거야.
여자는 큰 소리 내어 웃으면 얌전해보이지가 않아
경박스러워 보이고 주책스러워 보이는 거야.
등등

그렇게 나는 쓸데없는 나 자신에 생각으로 거만한척을 한다.
그게 아니었거늘…

못이기는 척 오전 웃음치료 프로그램에 참석한다.
웃을일 없어도 입가에 미소를 짓고
그리고 입을 크게 벌리고
두 손을 배에 올리고 하하하 하하하
큰소리로 웃는 소리를 낸다.
10분이상을…
그런데 난 도무지 강의 내용데로 할 수가 없었다.
스스로 부끄럽고 쑥쓰럽고 주책스럽고……

그리고 오후 노래교실에서는
조금 낫다고 해야 할까. 내가 좋아하는 노래 시간이다.
하지만 좀 그렇네.

어릴적부터 동요와 찬미와 가곡들을 배우고 즐겨 불렀는데.
아휴, 트로트에 발리댄스
우스꽝스럽게 흔들어대는 몸
광대처럼 소리치는 표정들…
이건 아닌데

거만하여서도 아니고 잘나서도 아니다.
그렇게 어린아이시절부터 가정교육도, 학교 교육도
내겐 조용하고 여자답게 얌전하고
그야말로 동방예의지국으로 으뜸인 한국에
여성답게 커갈수있기를
어떤 교육에서뿐만 아니라 스스로 조용하고 고고하며
아름답기를 원하였다.

그런 내가 어떻게?
하지만
나 스스로 조금씩 변해감을 느낄 수 있었는데
그것은 이랬다.
오후 웃음교실시간 선생님의 강의 내용을 프린트한 것을
선생님대신 낭독하기도 하고
아름다운 시를 낭송하기도 하면서
조금씩 나는 변할 수 있었다.
산책을 할 때나 병실에서 아무도 안 볼 때는
혼자 웃는 연습을 한다.
소리 내어 웃지는 못해도 입으로 웃는다.
그리고 어느날엔가 눈가도 함께 웃는 것을 발견하고
흐흐 나도 되네.

소리 내어 웃어도 본다.

죽는 그 순간마저도 웃는 얼굴로 가고 싶다던
수많은 암 환자들
정말 잘 웃는다. 잠시 짬을 내어 웃고 싶지 않아도
두 손을 배위에 올리고 웃는다.
하하하 하하하 숨이 막힐 만큼 웃는다.

웃음은 만병의 치료약이다.
웃으면 건강해진다한다 .

그리고 웃으면 젊어진다고 한다.
웃는 얼굴에 침 뱉지 못한다는 말도 있는데…

하하하 나도 그렇게 따라 웃게 되는 구나
아니 이젠 스스로 웃는다.
그리고 거울을 보며 음 , 조금 예뻐졌네,
그래 해맑고 고와져보이네
병동 복도에서 식당에서 그리고 산책길에서나
운동실에서 그리고 강당이든 그 어디에서든
난 버릇처럼 인사를 한다. 그것도 환하게 웃으며

안녕하세요? 건강하시죠? 행복하세요.

웃으니까.
정말 밥맛도 좋아진다.
수많은 날 들을 불면증으로 힘들어하던 내가 잘도 잔다.
나도 모르게 웃는 얼굴을 하고 자고 있었겠지
웃으니까.
늘 부정적이든 성향이 긍정적으로 변한다.
화를 참을 줄 알고
어떤 일을 마주 할 때면 먼저 웃는 모습을 체크 하게 되고
웃은 얼굴이 습관이 되어주길 오늘도 연습한다.

웃음은 암을 이겨낼 만큼 치료효과가 크다고 한다.
긍정의 힘도 웃음에서 나올 수 있고
긍정의 원인도 웃음이다.
긍정의 결론도 역시 웃음이다.

진실되고 선한 미소는 각박하고 악한 마음을
선하게 만들어주며
찡그린 마음과 얼굴을 곱게 화장시켜주듯 마음의 주름살도 없 에게 해준다.

겸손하여지고 배려심 깊은 가슴을 갖게 해준다.

박 석종 선생님!
당신은 참으로 대단하신 분입니다.
당신은 놀라우리만큼 아름다운 분입니다.
세상의 그 어떤 의사 보다도 훌륭한 치료사 입니다.

박 석종 선생님 !
선생님이라 하여 몸 전체가 다 건강하시지는 않을 터
그러나 이겨내시리라 봅니다.
그것은 우리 모두를 지키시는 하나님이 계시기도 하고
또 그대는 아름다운 웃음치료사 시기 때문 입니다.

언제 우리 만날까요?
웃음을 타서 만든 차한잔 같이 하며
그동안 많이 애써 강의해주시고 웃음을 만들어주신 은혜에
감사의 인사라도 하고 싶습니다.
늘 건강하십시요.
늘 행복하십시요.
하나님 사랑안에서…

이수민 드립니다.

이수민 사모님의 노래에 모든 환자들이 탄성을 자아내곤 했다. 전공 신문방송학과, 부전공은 성악을 하신 미색의 매우 세련된 이미지로 웃음치료하고는 분위기가 어울리지 않을 것 같은데 하면서도 참여하시는 모습이 점점 적극적으로 바뀌어 가셨다.

웃음교실 참여하면서 긍정적으로 살아가려고 생각이 바뀌었으며 코미디는 유치해서 보지도 않았다며 처음에는 생각 없이 웃는 다는 게 가식적으로 보이고 천해보여서 망설였다고 한다. 2007년 7월 5일 오후 2시 전화 통화를 하면서 일부로는 오지 마시고 한번 만나서 차 한 잔하기를 정중히 청한다.

"기능성질환의 90%는 스트레스, 성격, 우울증 등이 원인으로 웃음치료를 통해 삶의 동기부여, 대인관계 개선 등의 효과를 분명히 볼 수 있다".

— 조비룡 서울대병원 가정의학과 교수

▶▷ 시냅스(Synapse)

많은 사람들은 나쁜 '연상'을 잘한다. 좋은 연상을 많이 하는 사람이 건강한 사람이다.

뇌신경세포들은 시냅스(회로)가 형성되어있다. 나쁜 시냅스를 웃음과 바꿔야 한다.

살다보면 회로가 변한다.

▶▷ 네드 햄드테드

동기부여가 이자 심리학자로 하루에 인간은 몇 가지 생각을 하는 지 알아보기 위해 연구를 했다. 일반적으로 5만에서 6만 가지 생각을 하는 데 3만에서 4만인 75%이상은 자신의 의도와 상관없이 부정적으로 기운다는 것을 밝혔다. 감정의 흐름을 바꾸는 데는 웃음이 최고다.

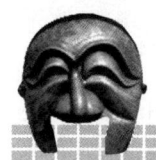 # 6. 웃음으로 백혈병 완치

이한진 (42세 · 백혈병)

    저는 여수요양병원에서 자원 봉사자로 일하고 있습니다. 제가 살고 있는 곳은 부산이지만 제 고향은 물 맑고 공기 좋기로 유명한 명산 지리산이 위치한 경남 산청입니다. 하나님께서 주신 아름다운 천연계속에서 태어나고 자랐지만 학교를 졸업하고 직장생활을 시작하면서 대도시에서의 생활을 하게 되고 도시에서의 생활은 잘못된 식습관, 부절제한 생활의 연속이었고 방종되고 방탕한 생활이었으며 직장 등 사회생활에서 오는 과중한 스트레스로 육체적으로 혹사당하고 정신적으로 피폐해지면서 급기야 백혈병이라는 원치 않는 수렁에 빠지고 말았습니다.

처음 백혈병 진단을 받았을 때에는 백혈병 하면 영화나 소설, 드라마 속에서 주인공이나 걸리는 그런 병인 줄 알았지 나 자신이 그 주인공이 될 줄은 꿈에도 생각지 못했고 현실을 받아들이기가 어려웠다. 대개 영화나 소설, 드라마속의 주인공들이 종국에는 죽음으로 결말을 맺듯이 나또한 그들 주인공들처럼 그렇게, 처절하게 몸부림치다가 결국 죽어갈 것이라 생각하니 내가 살아 지나온 시간들이 주마등처럼 스쳐가며 한없이 서글퍼졌다.

내가 일하는 목적은 오로지 돈을 모으기 위해서였다. 가난에서 벗어나는 것만이 내가 사는 목표이자 희망 이었다.

돈을 많이 벌기위해 직장에서 퇴근하고 나서 나는 또 다른 곳으로 출근을 했고 밤12시가 넘어서야 귀가했고 자취생활이었기에 연탄불을 꺼뜨리기 일쑤였고 냉방에서 전기장판하나로 언 몸을 녹이며 피곤한 몸은 쓰러져 잠이 들었고 출근을 위해 새벽같이 일어나 라면하나로 끼니를 대신하는(자취생활에서 가장 손쉬운 라면은 상자로 사다놓고 주식으로 애용함) 생활이 십여 년 세월이었다.

내성적이면서도 완벽을 추구하는 성격 때문에 직장에서는 늘 스트레스를 받았고 휴식이나 운동은 담 쌓은지 오래였다.

평소 나 자신의 건강상태에 너무 자신 만만 했던 것일까, 아니면 무관심 했던 걸까, 그저 그것뿐이었던 걸까, 성공(?)이라는 풋

대만 바라보고 달려 왔기에 다른 것을 생각할 여유는 없었다. 그래서 나 자신이 백혈병 환자라는 사실을 알았을때는 그렇게도 충격이 컸었나보다. 매월 납부하는 의료보험조차 아깝게 여길 만큼 건강 하다고 자부했었다. 감기한번 걸리지 않고 살아온 나였으니,

똥배? 가 많이 나오긴 했지만 운동 부족으로 생긴 뱃살인줄 알고 살았다. 그러던중 언제부턴가 조금만 움직여도 쉽게 피곤해지고 쉬 숨이 차고 호흡이 가빠지며 뱃살인 줄 알았던 배를 만져보던 아내가 뱃속에 뭔가 크고 딱딱한게 만져진다며 병원에 가볼 것을 권유했고 1998년 검사결과 크고 딱딱한 것은 뱃살이 아니라 비장이 많이 부었기 때문이라는 것과 이미 백혈병 급속기를 넘어선 상태라는 사실을 알았다.

백혈구수치가 28만을 넘어섰고(정상인의 백혈구 수치:4,000~10,000) 병원에서는 현대의학으로서 최선의 방법은 골수이식수술밖에 방법이 없다는 드라마 속 대사에나 어울릴듯 한 말을 했고 골수이식수술을 하더라도 너무 늦게 발견했기 때문에 회복가능성은 30%에 불과 하다고 말했다. 서른 한 살의 젊은 나이에 인생의 목표와 꿈을 포기 하는 것 외에도 억지로 받아 들여야 하는 절망이 한두 가지가 아니었다. 남들처럼 신혼생활을 즐기고 아이를 키우고 집을 마련하고 승진 하려고 노력하는 것이 죄는 아닐진대, 어째서 왜 하필 나에게 이런 일이 닥친건지 이해

할 수가 없었다.

　그동안 친구들도 제대로 만나지 않고 데이트도 하지 않으면서 열심히 모은 돈은 하루아침에 병원비로 소진했다. 원점이다. 아무것도 가지지 못했던 그 가난한 시절로 다시 돌아 간 것이다. 그동안의 수고와 땀은 무엇을 위한 것이었으며 내가 바친 젊음은 어디에 있는가? 대답은 없었다.

　계속되는 고통과 받아들일 수 없는 것을 받아들여야 한다는 마음속 외침만 커질 뿐이었다. 죽음 . 한 번도 겪어보지 못했기에 더 두려울 수밖에 없었다. 열심히 뛰어온 나이기에 펼치지 못한 꿈을 접어야 한다는 사실은 어쩌면 죽음보다 더 큰 절망임에 틀림없었다. 골수조직이 일치하는 사람이 없어 수술도 불가능 하고 2년여 항암치료결과 항암제도 내성이 생겨 더 이상의 항암치료도 어렵단다.

　현대의학이 포기를 했다. 시나브로 죽어가는 육신을 보듬고 한 줄기 빛도 보이지 않는 절망의 터널속에서 하나님은 저에게 한줄기 생명의 빛으로 특별한 섭리를 펼치셨습니다. 하나님의 치유방법인 뉴스타트라는 대체치료법을 알게 해주셨고 그 안에서 웃음의 놀라운 효과를 알게 되었습니다. 사람은 행복해서 웃는 게 아니라 웃기 때문에 행복하다는 진리를 발견하게 되었습니다. 에덴요양병원에서 투병 중 일 때 스마일 닥터 웃음치료사 박석종 선생님의 웃음프로그램 코너를 통해 많은 것들을 배우고 느꼈습니다.

　웃음이 우리인체의 면역력을 높여 면역시스템을 강화시키고 종양과 바이러스를 공격하는 자연살상세포를 증가 시키며 코티솔과 에피네프린 같은 스트레스호르몬을 감소시키는 효과가 있다는 등 웃음의 영향에 대한 여러 연구 결과, 발표된 논문 등을 통해 무엇보다 나 자신의 체험으로 웃음의 중요성을 알게 되었습니다.

　암세포의 활동으로 수반되는 통증 때문에 비록 웃을 수없는 상황이지만 처음에는 살기위해서는 웃어야한다는 타의에 의해서였지만 웃음 프로그램에 참석해서 웃는 연습부터 시작해서 억지웃음으로, 마지막에는 분위기에 동화되어 눈물이 고일정도로, 진짜 배가 결릴 정도로 웃고 또 웃다보면 그렇게 나를 괴롭히던 통증은 깨끗이 사라지고 내가 중병환자라는 사실조차도 잊어버릴 정도로 변화된 몸과 마음을 느낄 수 있었습니다.

　남들은 아프다고 배만 움켜잡고 얼굴 찌뿌리고 앉아있을지라도 나는 그것들을 다스릴 수 있는 것은 웃음뿐이라고 생각을 했고 웃고 또 웃었습니다. 요즘은 많은 사람들이 건강의 중요성을 알기에 운동기구나 약수터가 있는 집근처 산을 가보면 많은 사람들이 산을 오르고 운동하는 것을 쉽게 볼 수 있습니다. 저도 산을 참 많이도 다녔습니다. 더욱더 건강한 몸을 유지하기위해 산에 오는 사람도 있지만 한낮에는 어딘가 몸이 아파 치료 차원에서 오는 사람들이 많습니다. 그런데 그들의 얼굴을 보면 아프고 힘들기 때문에 얼굴 표정이 한결 같이 찡그리거나 밝지를 못합니다. 저는 산에서 만나는 한 사람 한사람 마다 밝게 웃는 얼굴로 '반갑습니다' '수고하세요' '힘내세요' 하며 먼저 인사를 건넵니다. 본디 내성적인 성격 탓에 생판 모르는 사람 앞에서 먼저 인사를 건넨 다는 것이 처음에는 멋쩍어 어색하기도 하고 부끄러워 얼굴 빨개지기도 했지만 용기를 가지고 한사람 한 사람 그리고 하루하루 하다 보니 마음의 기쁨과 즐거움이 생기고 밝고 행복한 마음에 따라 육체도 반응하며 하루가 다르게 내 몸이 힘을 얻어 가는 것을 느꼈습니다.

언제부턴가 사람들이 저에게 먼저 웃어주기 시작했습니다. 항상 웃는 얼굴이 너무 보기 좋다고, 육신의 고통으로 잃었던 웃음을 다시 찾게 해줘 고맙다고, 남을 위해 웃었던게 아니고 내가 행복하기 위해 웃었던 것인데, 예전에 나에게는 친구가 없다고 세상은 참 불공평 하다고 불평 한 적이 있었습니다. 지금 제 주위에는 참 많은 친구들이 있습니다.

돈이 많은 것도 아니고 내가 잘 생긴 것도 아닌데 그저 웃는 얼굴이 좋다고, 참 인상이 선해 보이고 평안해 보여 호감가는 얼굴이라고 오래알고 지낸 친구처럼 참 편안 하다고, 웃음은 전염성이 있다는 걸 깨달았습니다.

길을 걸으면서도 하늘을 보면서도 산속요양원 한적한 오솔길 하나님께서 내게 주신 아름다운 천연계의 꽃들과 풀을 보면서 계곡의 폭포 밑에서 낙수를 맞으며 산마루를 어루만지는 바람 속에서도 서리산 바위에서, 축령산 잣나무 숲에서 지금 살아 숨 쉬고 있다는 것만으로도 감사하고 기쁜 마음으로 웃고 ,웃고 또 웃었습니다. 아파도 행복했었습니다. 행복해서 웃는 게 아니고 웃음이 좋았고 웃었기 때문에 행복했었습니다. 결국 암세포는 백기를 들었고 암에 대한 면역력이 생겨나고, 강화되고 면역시스템이 제자리를 잡고 정상작동 되었습니다. 암에 대한 항체도 만들어졌습니다.

망가지고 피폐해졌던 몸은 완전히 회복되었고 그렇게 고집불통이고 소극적이고 내성적이었던 마음마저도 변화되어 이전에 나 자신만 알고 살았던 못난 삶을 벗어버리고 회복된 몸으로 즐겁게 봉사를 시작 했습니다 에덴요양병원에서 농장일도하고 주방에서 청소, 설거지도 하고 쌀가마니도 날랐으며 예전에는 간병을 받았지만 이제는 간병사로서 힘들었던, 삶을 포기하고 싶었던 그 시간들을 생각하며 환우들을 돌보는 즐겁고 보람된 시간을 보냈습니다. 12시간 주야로 교대근무를 하는 다소 힘들기도 했지만 2년 넘도록 간병 일을 하며 건강하게 지내 왔습니다.

누군가 나에게 '죽음의 수렁인 백혈병을 이겨내고 완치 시킬 수 있었던 성공비결이 무엇이냐' 고 묻는 다면 난 자신 있게 웃음이라고 이제 말 할 수 있습니다, 웃음의 중요성은 수많은 자료들을 통해 확인되고 있습니다. 웃는 얼굴을 바라보면 웃게 되고 우는 얼굴을 바라보면 울게 된다. 사람은 즐거울 때만 웃지만 웃고 있다 보면 더 즐겁다는 사실을 잘 모른다. 행복하기 때문에 웃는 것이 아니라 웃기 때문에 더 행복하다는 지극히 참된 진리를 깨달을 때 비로소 육신의 질병에서 치유될 수 있을 뿐 아니라 마음과 영혼의 치유까지 얻을 수 있는 전인치유의 큰 기쁨을 맛 볼 수 있을 것이다.

암과 오랫동안 투병하다 보면 수술, 항암치료, 방사선 치료 등으로 육신은 물론 마음까지 지칠대로 지치고 혼자 감당키 어려운 심한 통증 때문에 괴로움에 못 이겨 여기서 그만 포기해버리고 차라리 편안히 잠들어 쉬고 싶은 마음이 하루에도 수 십 번씩 마음을 무겁게 짓누른다. 진정한 웃음의 의미는 어떠한 극한상황에서도 웃을 수 있는 웃음입니다. 나는 그래서 웃었다. 더 크게 웃었다. 왜 나만 겪는 고난이냐고…. 고통이냐고, 불평하지 않고 왜 하필이면 내가 이런 슬픔을 감당해야만 하는지 원망하지도 않고, 남들은 지쳐 앉아 있을 지라도 나는 살아야 하기에, 나를 바라보는 사랑하는 가족들의 눈길이 있기에, 아직 내가 이 세상에서 할 일들이 남아 있기에, 나의 손길을 필요로 하는 사람들이 많다는 것을 잘 알기에… 나는 쓰러지지 않고 일어나서 웃었다. 세상 사람들은 나보고 '당신 정말 운이 좋았다'. '기적이다'.라고 말들을 하죠. 지금 웃고 있는 당신,, 지금 웃을 수 있는 당신, 웃을 줄 아는 당신도, 바로 그 행운의 주인공이 될 수 있습니다.

2000년에 봤을 때 배가 산달을 앞둔 만삭이었다. '빨리 순산하게요' 하하하하…
같은 말띠라 편안하게 대화할 수 있어서 좋았다. 투병생활에 임하는 태도와 의지력이 한결같았으며 넉넉한 체구만큼 마음이 넓었다.

1분 동안 호탕하게 웃으면 오장육부가 들썩임으로 '내장마사지'가 되며 650개의 근육 중 230개의 근육들이 격렬하게 움직인다. 10분 동안 에어로빅 하는 것만큼 근육이 이완되고 피가 잘 순환 되어 전신 운동이 된다. 배가 아프고 허리가 끊어지도록 웃어보자.

"하루 100~200번을 웃으면 10분간 노를 젓는 것과 같은 운동 효과를 심장에 준다.
― 스탠포드대학의 윌리엄 프라이 교수

'웃음치료는 병만 낫는 것이 아니라 생각이 바뀌고 인생이 바뀐다.'

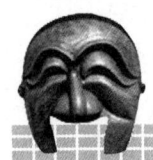 7. 암 투병은 어둡고 힘들지 않음을 보여 주고 싶다

이선숙 (40세 · 난소암)

사람들은 삶을 살아가면서 불혹의 나이엔 인생을 다시 한 번 돌아보게 된다고 한다

나 역시 그 중 한 사람으로 나의 삶을 되돌아 보게 되었다. 그것도 병마와의 싸움 중에?..

난 거제도의 작은 어촌에서 태어났다.

직업이 배를 타시는 아버지와 생활력이 강하신 어머니 사이에서 자식이라곤 딸만 둘이 있는 집 막내딸로.

어릴 적 기억이라곤 바다를 보면서 바다에 고기잡이 하러 가신 아버지를 기다리고 밥상 위에 고구마가 주식이 아닌 쌀밥이

주식이길 바라는 철없고 욕심 많은 아이, 학교에선 신학기에 생활조사서에 부모님 학벌과 가전제품 유무확인에 적을 것이 없어 기가 죽어 학교 가기 싫은 아이, 자라면서 부자가 꿈이 되었고 행복한 가정을 갖고자 했던 그 아이가 39살에 난소 암 선고를 받았다.

39살이라는 나이는 부자이길 꿈꾸는 철없는 어릴 적 그 아이가 예쁜 딸아이도 하나 낳고 지구상에 유일하게 존재하는 아담이라고 생각하는 사람과 어릴 적에 만들고자 했던 행복한 가정을 꾸며 놓고 지나간 시간 속에서 힘들고 고생한 시간들이 헛되지 않음을 감사하게 생각하는 즈음에 …

자란 환경이 다르고 문화와 생활습관이 다른 사람들이 만나 한 가정을 만든다는 것은 남자 여자 두 사람의 문제가 아니고 두 집안의 결합임을 알아가기에 정신적 고통과 많은 아픔이 뒤따라야만 했었기에 암으로 인한 육체적 고통쯤은 이겨 낼 수 있다고 생각했다. 하지만 거듭되는 항암치료와 암의 재발과 치료로 육체와 정신이 무너져갔다.

항암치료의 후유증은 2년이란 기간동안 병상에서 일어나지 못하게 했고,. 걸을 수도, 말할 수도, 먹을 수도 없는 2년 동안의 기간에 외부와의 단절된 생활에서, 살아 있는 게 뭔지, 죽는 게 뭔지의 경계선에서 내가 추구하고 이루고자 했던 것들이 부질없고 헛됨을 알았다.

살수 있는 시간이 많지 않음을 알았기에 정리해야 하는 것들도 많았다. 육아, 재산 , 나의 육신문제 , 이 모든 것들을 머리로 유언으로 정리하고 떠나오기가 말로 표현할 수가 없었다.

하나밖에 없는 나의 딸, 세상에 태어나서 유일하게 나의 것이였던 나의 아이, 내가 어떤 모습으로 있던 나의 존재를 인정해주던 나의 반쪽, 나의 배우자, 나의 하늘, 나의 신랑, 이 모든 것들을 두고 떠나가기에, 내 나이기 많지 않았기에?

..
그러나 에덴요양병원 , 나에게 또 다른 시작이 있을 줄이야

나의 마지막과 새로운 시작이 이곳에 있었다. 이곳은 암 환자의 투병생활을 돕기 위해 여러가지 프로그램이 준비되어 있었다. 그 중 웃음프로그램은 지금까지 지니고 왔던 나의 사고에 감사와 기쁨이 뭔지를 알게 해주었다. 입가에 웃음이 있으면 모든 일들이 즐겁고 기쁜일로 변한다는 것, 아무리 힘든일이 부딪힌다 해도 감사와 인내로 이겨낼수 있음을 알게 했다.

지금은 복수도 빠지고, 걸을 수도, 먹을 수도, 말할 수도 있다. 내일도 꿈꿀 수가 있을 것 같다. 이제부터 내가 꿈꾸는 미래는 내 것인 것 보다는 나눌 수 있는 삶, 줄 수 있는 삶, 내 자신 보다는 다른 사람이 기뻐하는 삶을 살고 싶다.

현재의 나는 서른다섯번째 항암치료를 해야 한다. 항암치료 기간 동안 내가 할 수 있는 모습은 죽음에 두려워 않는 모습과 밝고 맑은 모습으로 다른 환자들이 보기에 빛이고 싶다.

나로 인해 암 투병은 어둡고 힘들지 않음을 보여 주고 싶다.

비장웃음 - 어떤 큰 결심을 할 때 웃는 웃음

은행원인 남편과 나란히 앉아있는 모습이 한 쌍의 금실 좋은 원앙처럼 다정해 보인다.

어느 날 강당 앞에서 예쁜 포장지에 선물을 쌓는 모습을 보고 '누구에게 줄려고요' '병실의 환자에게요' 본인 몸도 심히 불편한데 평상시에 환자들을 챙기는 모습을 자주 본 터라 낯설지가 않다.

늦은 오후 산책로에서 만나 인사를 나눈다. 글은 보내 온지 한 달여 지났다.

안녕하세요!(생기 넘치는 얼굴로 마주한다.)

얼굴이 좋아 보이네요!(눈에 띄게 좋아졌다)

우리는 웃음이나 유머로 문제 자체를 해결 할 수는 없다.

하지만 우리가 웃는 동안에 적어도 그 문제를 해결 할 길을 찾게 된다.

▶▷ 심리신경면역학(Psychoneuroimmunology)

1992년 노르웨이에서 행해진 한 연구 자료에 의하면 10년 전에 223명이 전립선암으로 사형선고를 받았던 환자들 중에 여전히 204명이 생존하고 있는 것을 발견했다.

지난 10년 동안 죽은 사람은 단 19명에 불과했다. 죽을병에 걸렸더라도 기쁨이 넘치고 즐거우면 암은 스스로 줄어든다. 웃음은 생기를 부른다.

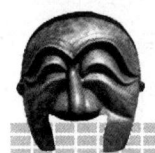
8. 웃음뿐이다

이경열 (55세 · 폐암4기)

안녕하십니까

저는 서울 종로에서 온 이경열 입니다.

2005년 11월에 폐암 4기 진단을 받고 항암주사 4번 맞고 먹는 항암약인 이레사 약을 9개월을 복용하였습니다. 이곳 에덴요양 병원에는 2006년 7월9일에 왔습니다. 만 11개월이 되었습니다. 이곳에 처음 와보니 프로그램이 다양하게 있었습니다.

여러 가지 프로그램 중 가장 관심이 있는 것이 하루에 한번씩 하는 웃음치료였습니다. 웃음치료 선생님께서는 늘 우리 환우 분들을 보고 조금만 오버해서 열심히 하면 질병을 극복할 수 있는 막강한 항암효과를 낼수 있다라고 하셨습니다. 저희와 함께 한 조병숙 사모님, 미국에서 오신 이연숙 사모님도 폐암말기 환자로 오셔서 많은 차도가 있었습니다.

조병숙 사모님이 처음 오셨을 때 밝게 잘웃는 모습을 보고 3개월이면 낫을 수 있다는 말씀을 하셨습니다. 다른 사람보다도 열심히 산책에서도 오고가며 웃고 하더니만 정말 거짓말 같이 몰라보게 좋아지셔서 4개월 만에 퇴원하셨습니다. 퇴원을 하시고서도 본 병원을 다니러 충청도에서 오시며 병원이 그립다면서 2번이나 다녀가셨습니다.

본 병원 의사 선생님도 놀라시며 어떻게 이렇게 관리를 잘 했느냐며 반가워 하셨습니다. 조사모님께서는 사는 곳은 서울이지만 친정이 충청도라 충청도에 가계시는데 시골 동네 사람들이 저 집은 암 걸린 딸이 오더니 매일 웃음이 떨어지지가 않는다고 하시더군요. 웃음치료시간에 나오면 자신도 간단하게 소개하고 노래도 할 수 있으면 노래도 할 수있게 배려를 선생님께서 해주십니다.

처음에는 얼굴표정이 굳어서 오지만 시간이 지나다 보면 어느새 얼굴에 웃음꽃이 피어 굳어있던 얼굴에 홍조를 띠고 있는 것을 봅니다. 저도 같은 환자 입장이지만 같이 함께 웃고 하다보면 웃음이 주는 것은 보이지 않지만 참으로 큰 힘을 주는 것은 분명한 것 같습니다. 일상생활이나 일상적으로 늘 웃는다는 것은 쉽지가 않습니다.

　무슨 계기나 동기가 있어야 되는데 그런 저런 것들이 장애가 될 수도 있기에 더더욱 힘든 것 같습니다. 제가 항상 느끼고 체험한 바로는 일반인이건 환우분들이건 웃음은 돈으로 환산할 수 없는 값지고 소중한 것 같습니다. 선생님께서는 우스개소리로 늘 이런 말씀을 하시죠. 웃음치료 시간에 나와서 웃으면 이백만원어치씩 벌어 간다고 .

　특히 우리 환우 분들은 정신적으로 두렵고 초조하고 외롭고 서글플 때가 많습니다. 가정의 식구들 생각, 자식생각, 부모생각하면 가슴이 메어지지요. 그러나 이런 모든 것들을 다 잊을수 있는 것은 오로지 웃음뿐인 것 같습니다. 웃음을 통해서 용기도 얻고 힘도 생기고 자신감도 생기고 그 무엇도 다 잊을 수 있는 것은 웃음뿐이다라고 말할 수 있습니다. 보약 10첩보다 1분 웃는 것이 낫다고 합니다. 모든 신진대사가 원활해지고 얼굴이 밝아져서 좋고 항상 웃는 얼굴에는 복福이 있다고 했습니다. 우리 대한민국 국민이 다함께 웃음꽃이 피어나기를....

　　웃음꽃이 피어나는 나라
　　웃음꽃이 피어나는 가정
　　웃음꽃이 피어나는 내 얼굴이 되기를…

- 서울 종로구 이경열

이웃집 아저씨처럼 편안한 분위기로 매일 웃음치료에 나오셔서 벨리댄스로 분위기를 만들어 주시고 상품이 떨어지면 직접 주머니를 털어서 기부해 주신 다정한 웃음과 눈물이 많으신 고마우신 분이셨다.

"웃는 사람은 실제적으로 웃지 않는 사람보다 오래 산다.
건강은 실제로 웃음의 양에 달렸다는 것을 아는 사람은 거의 없다."

- 제임스 월쉬

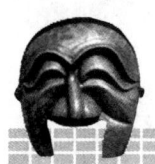
9. 너무 일찍 완쾌돼서

이정임 (69세 · 유방암 4기)

　유방암이라는 진단이 내려지기 전 나의 생활은 보람도 있었고 큰 걱정 없이 지내고 있었지만 너무 고된 생활이기도 했었습니다.

　환자들을 간병하는데 주로 어려운 환자들이 맡겨졌고 잠을 자는 시간이 충분하지 않아서 피곤하기도 했는데 지금 와서 생각해 보니 환자들에게 너무 깨끗하게 해주어야 마음이 편했던 내 성격도 문제가 있었던 것 같습니다. 어느 날 거울 속의 내 모습이 수상했습니다. 병원에를 가봐야 했지만 시간을 내지 못했고 어떤 결론이 날지도 겁이 나기도 했습니다.

　망설이던 끝에 2004년 11월 병원을 찾아 진단을 받았습니다. 결국 의심스럽던 대로 유방암이라는 진단이 나왔습니다. 나에게 이런 일이 있다는 것이 믿어지지 않았고 눈물은 나오고 생각은 멍해지는 것 같았습니다.

　하루아침에 리듬이 바뀌고 대학원 준비 중이던 아들은 직장을 구하고 남편은 거동하기 힘든 관계로 딸네 집으로 나는 요양병원으로 흩어져야 했습니다.

　입원수속을 마치고 돌아가는 식구들의 자동차 뒷모습을 보고 나 홀로 남겨진 슬픔과 형용할 수 없는 설움에 북받치는 눈물이 감당하기 어렵게 흘러내렸습니다. 깔딱 고개 언덕길을 올라 옆 산길로 들어서 자리를 잡고 앉았습니다. "너는 내게 부르짖으라 내가 네게 응답하겠고 네가 알지 못하는 크고 비밀한 일을 네게 보이리라(렘33：3)"고 하신 말씀을 생각하고 눈물 콧물 흘리며 엉엉 울면서 기도했습니다.

　원자력병원에서는 항암치료 먼저하고 수술하자고 하였지만 우리 가족들은 수술을 할 것인지 어떻게 해야 할 것인지도 망설이기만 했습니다.

　항암치료를 먼저 하기로 하고 항암치료 한번하고, 두 번하기전 머리는 다 빠지고 울렁거리고 힘이 없고 2번 항암하고 3번하고 의사선생님은 깜짝 놀라셨습니다. 수술해야할 부위의 암 덩어리가 없어진 것 입니다. 그래도 수술은 해야 한다고 하셔서 2005년 2월 수술을 끝내고 항암 3번하고 난 후 아무런 기력도 없었습니다. 잠이 오지 않는 밤이 두려웠고 식사하는 시간은 노력해야 했고 운동시간은 힘들었고 그러나 억지로라도 긍정적인 생각을 하려고 노력하며 모든 프로그램에 참석하고 웃음치료에도 빠지지 않고 참석했습니다.

하하하하하하········ 어김없이 웃음치료가 시작되는 시간이 있었습니다. 아침식사를 끝내고 나면 한사람 두사람 세사람 환우들이 모이는 장소는 바로 박석종 선생님이 일찌감치 준비 완료하고 마이크 들고 인사를 하며 웃음을 자아낼 수 있는 복장으로 유머러스하게 환우들을 맞이해 주고 계십니다.

젊은이도 중늙은이도 노인도 할 것 없이 입을 벌리면 목젖에서부터 치아의 금이빨까지 다 보이도록 크게 입이 벌어지면서 큰소리로 웃으라고 가르쳐주십니다. 배꼽을 잡고 웃는 모습을 보면 우습지 않을지라도 웃을 수밖에 없고 처음 참석한분은 멋쩍게 앉았다가 돌아갈지라도 그 다음 또 그 다음 하루 이틀 참석하면 마음의 문이 열려서 손뼉도 치고 탁자도 두드리고 옆 사람을 손으로 때리면서도 웃게 됩니다. 처음부터 잘 웃는 사람은 드물지요. 왜냐하면 여러 가지 질병으로 입원을 하겠지만 암 환자가 비중이 더 많으니까요. 수술해서 힘들고 항암 하느라 힘들고, 정신적으로 희망이 보이지 않고 외롭고 아프고 슬프고 모든 고통이 한꺼

번에 밀려오는 생활의 연속이니까요!

누구의 위로의 말도 도움이 되지 않는 아픔들입니다.

스스로 극복하고 일어서야하며 먹히지 않는 밥도 노력해서 먹어야 하며 하기 싫고 힘없지만 할 수만 있다면 운동도 해야 하고 억지로라도 웃어야하고 옆 사람들과 긍정적인 대화도 노력해야 하고…

자리에 누워있으면 죽음이 더 빨리 온다고 합니다. 힘을 다하여 움직였습니다. 웃음연습도 산길을 걸을 때 열심히 앞서거니 뒷서거니 깔깔대며 새소리 흉내도 내보고 그렇게 하루하루 매일 매일 산의 나무와 봄의 꽃과 바람과 눈과 비와 함께 하며 지난날의 후회스러움을 다 생각 속에서 날려 보내고 즐거웠던 추억을 생각하고 한해의 봄의 산과 여름산, 가을산, 겨울산을 경험하고 건강한 나의 모습을 되찾아 일상의 생활로 돌아온 것을 정말 감사드리며 나의 남은 생애가 더 보람 있고 후회 없는 생애가 되었으면 하고 다짐해 봅니다.

입원하고 있을 동안에 웃음치료와 스트레이칭과 즐거움으로 노고를 아끼지 않으신 박선생님께 정말 감사를 드립니다.

앞으로도 많은 사람들의 마음에 희망과 기쁨을 더 많이 주시는 큰 분이 되시길 기도드립니다.

2007. 7. 30 사능에서 이정임

"왜! 4기를 쓰지 않으셨어요!"

"너무 일찍 완쾌 되서 믿지 않을 것 같아서요!"

"아니예요! 비슷한 분들이 책속에 소개될 겁니다. 책 나오면 보내드릴게요!"

"그래요!

'혼자 있을 때는 기도하며 많이 울었고요! 여럿이 있을 때는 많이 웃었습니다.'

웃음 치료 시간이 투병 생활하는데 큰 도움이 되었습니다. 진심으로 고맙습니다."

유태인들은 유머와 지혜를 똑같이 중시한다.

'신에게 가선 울고, 사람 앞에서는 웃어라'

— 이스라엘 속담

1분에서 5분 정도 웃으면 NK 세포가 5시간에서 6시간 동안 지속적으로 증가한다.

— 미국 하버드의대 연구팀

오늘 가장 좋게 웃는 자는 역시 최후에도 웃을 것이다.

— 니체

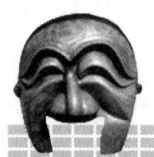 # 10. 웃음의 놀라운 진통효과

　선한 얼굴의 약국을 하셨던 40대 후반의 은OO환자를 웃음치료시간에 자주 만나면서 가까이 지냈다. 가끔 휴게실에서 뵈면 키타 연주에 맞춰 노래를 정성 드려 불러주면 박수를 치며 좋아했다. 그런데 어느 날부터 웃음치료 시간에 참석하지 않아 간호사에게 이유를 물어보니 중환자실로 옮겼다고 한다.
　업무를 마치고 부랴 부랴 웃음도구를 챙겨 병실 문을 노크 했다. 직감적으로 생명이 꺼져 감을 느꼈다.
　남편과 반갑게 맞아주며 힘겨운 몸을 일으켜 앉는다. 40분 가까이 혼신을 다해 노래를 불러주며 웃음을 쏟아 붓는다. 환자의 얼굴이 점점 환하게 빛나면서 감사합니다, 감사합니다를 반복하며 주체하지 못한 눈물과 웃음이 뒤범벅이 되면서 옆에서 함께 울고 웃는 남편을 바라보며 만감이 교차한다.

다음 날 아침 우연히 간병인을 만났는데 그 동안 통증 때문에 잠을 한숨도 이루지 못했다고 한다. 모르핀을 투여했는데도 고통이 줄어들지 않아 애를 태웠는데 어제는 깊은 숙면을 취했다고 한다. 순간 온몸이 찌릿하면서 전율이 전해진다. '이거다' 그렇게 만나고 싶었던 엔돌핀의 실체를 본 것이다. 3일 뒤 은 사모님은 깊은 잠에 들어갔다. 이 땅에서 흘려보는 마지막 눈물이자 웃음이었으리라…

웃음이 진통제보다 더 효과가 크다.

— 아리조나주 주립 대학병원

웃음 후에 백혈구의 숫자가 급격히 증가하고 항체가 12시간 이상 지속된다는 사실도 밝혀냈다.

'엔돌핀 모르핀보다 200배나 효과가있다'

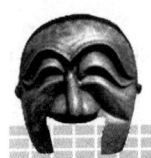

11. 웃음의 수면효과

친척 누님과 닮아서 정이 갔던 50대 초반의 분당 사모님. 간경화로 복수가 남산 만하게 올라왔어도 농담을 하며 웃음을 잃지 않는 다정한 분이었다. 1년 전만해도 수리산 능선을 타면서 도라지며 나물을 뜯으러 다니며 흥에 겨워 재미있게 얘기도 잘 하셨는데 병세가 악화된 것이다. 어느 날 요즘 통 잠이 안와 미치겠다며 한숨을 쉬며 푸념을 하신다.

간경화 환자들 중에 잠을 못 이루시는 분들을 많이 봐온 터라 웃음 도구를 챙겨 방문을 하여 노래와 함께 유머 얘기도 해주며 즐거운 오후를 선물했다. 웃음과 함께 눈물도 터져 나오면서 바싹 마른 손으로 눈물을 훔치신다. 다음 날 혹시나 해서 편히 주무

셨냐고 물어본다. '편히 잤어요!' 어제는 고마웠다며 두유를 한 박스 주시며 밝게 웃으신다. '유레카'

미국의 노먼 커즌즈 박사는 환자가 10분간 통쾌하게 웃으면 두 시간 동안 고통 없이 편안한 잠을 잘 수 있다고 밝혔다.

함박웃음 - 크게 입을 벌리고 함께 웃었다.

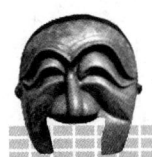
12. 스트레스 결과 1

1미터 50이 조금 넘어 보이는 가냘파 보이는 몸매에 눈망울이 유난히 맑아 보이는 20대 후반의 착한이미지의 환자로 병원에 온 후 여러 날 후에 알게 되었는데 맑은 눈은 실명하였으며 온 사지가 아파서 걸음조차 제대로 걸을 수 없는 딱한 처지라는 것이었다.

발병 원인은 결혼 후 자녀를 낳고 평범한 가정을 꾸려가고 있는데 어느 날 갑자기 남편이 여자를 데려와서 집을 나가라는 것이었다. 꿈에도 상상하지 못한 청천벽력과 같은 소식을 접한 뒤로 이 착한 여인은 밀려오는 분노와 스트레스를 감당하지 못하고 또 다른 엄청난 댓가를 치루고 있다고 하였다. "똑바로 보고 싶어요. 주님 온전한 눈짓으로 똑바로 걷고 싶어요. 주님 온전한 몸짓으로" 같은 병실의 암으로 투병중인 20대 중반의 소녀가장으로 살아온 아가씨와 함께 부르는데 참석했던 환자들과 직원들의 눈시울이 적셔온다. 이제 제자리로 돌이키기에는 너무 멀리 와버렸다. 두 여인은 하늘에 묻혔지만 목이 메어 부르는 노랫말들은 귓전을 맴돈다.

▶▷ **스트레스의 어원**

라틴어의 "조이다"에서 유래 되었다. 스트레스 받은 사람은 그렇지 않는 사람에 비해 2.5배 감기에 더 잘 걸린다. 스트레스를 받으면 줄담배를 피우고 폭음을 하고 폭식을 하면서 자신을 죽이는 쪽으로 입맛이 발달되는데 이때 활성산소가 생산되어 세포를 파괴 시키고 유전자를 손상시킨다. 걱정, 근심, 조급할 때 피부로 가는 혈관들이 오그라들며 위나 장으로 가는 혈관들도 상대적으로 수축되며 소화가 잘 안된다.

안정성의 사전적 의미 : '구성요소의 변화나 입장을 변경하지 않고 억압이나 스트레스에 저항 할 수 있는 능력'

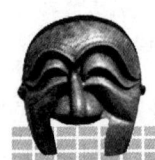 # 13. 스트레스로 뒤틀린 환자

온 사지가 꼬인 상태에서 지지대에 의지하며 목이 하늘로 향한 채 한 발작 한 발작을 어렵게 떼어 놓으며 걸어가는 50대 후반의 소박해 보이는 자그만 체구의 여자 환자를 만나게 되었다. 그 동안 많은 환자들을 만났지만 이분처럼 심하게 온 몸이 뒤틀려진 분은 본적이 없었다.

함께 걷고 있는 남편이 부인 얘기를 들려준다. 친척 간에 땅 문제 때문에 심한 언쟁이 오가다가 그만 쓰러졌는데 그 후로 이렇게 참혹한 모습이 되었다고 한다. 가끔 남편이 부축해 주면 거칠게 손을 뿌리치는 모습을 바라보면서 남편에 대한 분노 또한 깊다는 것을 짐작할 수 있었다. 퇴원 후 1년 뒤에 남편을 만나게 됐는데 고생하시다 떠났다 하신다.

    우울하거나 화를 낼 때에는 몸 안에서 독소가 만들어진다. 화를 내고 있는 사람, 슬픔과 고통에 빠져 있는 사람, 후회로 괴로워하는 사람, 기뻐하는 사람이 토해내는 숨을 각각 채취해 조사한 결과, 기쁠 때 분비되는 각성호르몬과 엔돌핀은 몸의 노화를 방지하고 활력을 주지만, 화를 내거나 고통을 느낄 때 분비되는 화학물질은 건강에 치명적인 영향을 준다. 만일 한 사람이 한 시간 동안 계속 화를 낸다면 80명을 죽일 정도의 독소를 만든다.

- 미국의 엘머 게이츠 박사

    분노는 상대방만 공격 하는 게 아니라 자기자신도 공격한다.

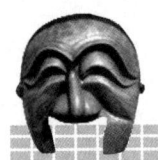# 14. 용서로 위암 완치

50대 후반으로 보이는 마른 장작의 남자 환자분이 생기 넘치는 모습을 하며 입원하였다. 잠시 쉬로 왔다는 것이다. 함께 애기를 나눠보니 몇 년 전에 암 선고를 받고 몸과 마음이 만신창이가 된 상태에서 입원 했다고 한다. 암 판정 받기 전에 병이 날 수 밖에 없었던 사연을 듣게 되었다. 이혼을 하고 부인이 자녀들과 함께 미국으로 떠났다는 것이다.

부인에 대한 미움과 자녀들에 대한 배신감등 지속적으로 밀려오는 스트레스를 감당하지 못한 결과로 위암이라는 선고를 받았고 심각한 상태였다고 하였다.

시간만 나면 기도하는 장소에 가서 무릎을 꿇고 기도에 전념

했다고 한다. 그러면서 서서히 자신이 얼마나 용서받지 못할 '인간'이라는 생각이 들면서 눈물이 홍수처럼 쏟아지기 시작 했으며 한 주 두 주 지나면서 죽어도 용서 할 수 없을 것 같은 부인이 이해되면서 용서하게 된 뒤로 눈물이 흘러나오면서 가슴이 뻥 뚫린 것처럼 날아갈 듯 기쁨이 넘쳤다고 한다. 그러던 어느 날 기도를 하고 있는데 축구공만한 뜨거운 불덩어리가 몸에 들어 와서 온몸의 질병을 태워 버리는 느낌을 받았으며 그 날부터 화장실에서 암 덩어리 같은 검붉은 액체들이 쏟아지면서 차차 몸이 회복 되었으며 완치 판결 까지 받았다고 한다. 그 때 병원에 입원 했을 때 찍었던 단체 사진을 보여 주면서 겉모습이 건강해 보이는 남자환자 들을 가리키고 피골이 상접한 본인의 사진도 가리킨다. 그 때 함께 병실에 있었던 분들은 이 땅과 이별했으며 부인과 자녀들과 자주 연락하며 과거의 상처를 함께 씻어 가고 있다고 하였다. 그 후 몇 년 뒤 경기도 안양에서 우연한 기회에 만났는데 여전히 밝은 웃음을 잃지 않고 활기차게 살아가는 모습을 보면서 진정한 용서의 기적을 바라보았다.

    용서하지 않을 때 강하다고 생각하지만 용서하는 사람이 훨씬 더 강하다. 왜냐하면 용서를 해 주기 위해서는 훨씬 더 많은 힘이 필요하기 때문이다.

    "운다는 것은 웃는 것과 같은 효과가 있다

- 요시노 신이치 교수

미국 여성 월 평균 5.3회 남자 1.4회 운다는데 남자는 평생 3번만 울어라! 이제는 '쑥'을 버리고 마음 놓고 웃고 울자.

울음은 스트레스를 지운다. 뇌는 좋은 호르몬을 만들기도 하고 나쁜 호르몬을 제거하기도 한다. 하지만 이것도 결과적으로는 좋은 호르몬을 내는 것과 동일한 효과를 가진다. 왜냐하면 울음은 몸속에 쌓인 나쁜 스트레스를 없애기 때문이다.

— 하루야마 시게오 〈뇌내혁명 저자〉

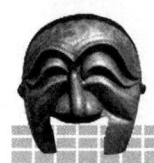

15. 웃음으로 희망으로

김재선 교통사고 환자 (39세 · 남)

18년 전 서울 모대학교 수의학과 재학시절 횡단보도를 지나다 달려오는 버스에 치여 수족을 쓰지를 못한 상태로 현재 까지 휠체어에 의지하며 힘겨운 투병생활을 이어 오고 있다. 여러 병원을 거친 후 작년 초에 병원에 입원하게 되었다. 교통사고 이후 지금까지 수없이 자살 충동을 느꼈으며 삶의 무게에 짓눌려 웃음을 잃어버렸다고 한다. 1년 가까이 매일 오전 오후 웃음치료에 참석하면서 긍정적인 성격으로 바뀌어 가고 있는 자신을 바라보며 너무 감사하고 행복하다고 한다. 웃음교육을 받으면서 적극적으로 살아가고 있으며 최근 들어서는 병실에서 틈틈이 거울을 보며 1분 이상 박장대소 하며 웃음연습을 하고 있는데 너무 좋다며 참석한 환자들에게도 열심히 홍보하는 모습이 아름답다.

2007년 7월 퇴원 후 1년 가까이 지나서 소식이 궁금했다.
"잘 지내시죠!" "안녕하세요! 박 선생님"
"요즘도 밝게 생활하세요!" "예! 요즘도 자주 웃습니다."

'훈련'이란 언제나 잔인한 단어이다.
빛을 발하기 위해서는 타는 고통을 견디어야만 한다.

― 빅터 프랭클

포복절도抱腹絶倒 ― 배를 안고 넘어질 정도로 크게 웃는 것

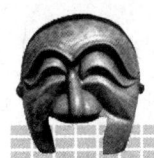
16. 웃음을 깨달은 사람들

　　2년 넘게 입원 중인 40대 후반의 키가 크신 여자 환자분이 눈시울을 붉히며 얘기를 한다. 3년 선고 받았는데 3년 동안 항암치료로 수명을 연장해 오고 있다고 한다. 소아암이라는 특이한 케이스로 항암제를 투입하면 죽다가 다시 암이 살아나고 이렇게 수십 차례 위험한 고비를 넘기고 살아오신 불굴의 여인이다. 그런데 이제는 항암치료 중에도 암이 올라온다며 복숭아 뼈 처럼 부풀어 오른 볼을 만지며 힘에 겨워하신다. 고통 가운데서도 좀처럼 웃음을 잃지 않는 분이었다.
　　'낙천적이고 밝은 얼굴이 아름다우십니다.' 면담 후 웃음치료에 참석하여 환하게 웃으시는 모습 속에 무심함이 베어 나온다.

이제는 준비 할 수밖에 없는 것인가? 붙잡기에는 손끝에 힘이 부족해 보인다. 언제까지 쓰디쓴 잔을 눈물로 마셔야 하나… 또 다시 항암제를 맞아야 될 것 같다며 남편과 함께 짐을 꾸린다.

길 다란 터널 끝이 환자의 얼굴 너머로 희미하게 보인다. '잘 가세요'

겉과 속

50대 중반의 겉으로 봐서는 걱정이 없을 것 같은 온화한 인상의 아주머니와 대화를 나눈다.

몇 년 전에 위암으로 치료를 받아 회복이 되었는데 남편이 위암 치료 후 1년 후에 간암선고를 받았다는 것이다. 그로 인한 정신적인 충격으로 2년 뒤 다시 위암이 재발 되어 방광으로 전이 되어 한쪽에 소변 통을 찼는데 염증이 생겨 운동도 못하고 불편하게 생활하고 있다며 눈시울을 붉힌다. 외아들이 부부를 책임지고 있다며 긴 한숨을 내뱉는다. 그런데 남편이 어디서 배웠는지 시도 때도 없이 웃는 다는 것이다.

얘기를 들으면서 속으로 다행이다 싶었다. 지금은 복부가 아파서 웃을 수도 없다고 하신다. 그렇다면 아프지 않을 만큼 얼굴에 미소를 지으며 목이 울릴 정도만 이라도 웃으세요! 더 이상 도와 드리지 못해 안타깝다.

녹이 없어야 재미있게 산다.
까꿍 그래도 안 웃으면 우루루루 까꿍

교장

키도 크시고 잘생기신 교장선생님께서 정년을 6개월 앞두고 암 선고를 받고 병원에 입원하게 되었다. 밤새 고통에 시달리며 선잠을 주무시면서도 사모님이 끌어주시는 휠체어에 의지하여 매일 웃음치료에 나오셔서 한바탕 웃으시며 행복해하는 모습이 눈에 선하다. 때론 어린이처럼 동심으로 돌아가서 함께 손유희 게임도 적극적으로 따라하면서 천진난만한 아이처럼 해맑았다. 어느 날 필자를 부르며 박 선생님 그 동안 살아오면서 웃음이 이렇게 좋은 줄 몰랐어요! 경직된 공직사회에 적응하다보니 어느 순간 웃음을 잃어버렸다며 '좀더 일찍 웃을 걸' 후회가 많이 된다며 졸린 눈으로 힘없이 웃으시는 모습이 잊혀지질 않는다.

"나는 웃는다 그러므로 나는 희망이 있다."

여교수

50대 초반으로 보이는 풍채가 좋은 여자 환자분이 당뇨병으로 입원하여 웃음치료에 참석했다. 첫 날부터 웃음에 굶주린 듯 웃을 기회가 되면 정신없이 웃어댄다. 야! 참 잘 웃는다. 저런 분만 몇 분 있으면 분위기 '짱'이겠다. 10일이 지난 뒤 서울 모 대학 음악과 교수라며 교수사회가 경직되다보니 마음 놓고 웃을 기회가 없었다고 한다. 식사시간에도 조용하게 먹어야 되며 행동 하나 하나 말 한마디 한마디도 교양 있게 처신해야 하는 것이 자신에게는 큰 스트레스였다며 선생님 덕분에 부담 없이 웃을 수 있어서 행복했다며 고마움의 답례로 제자들과 공연을 오겠다고 한다. 퇴원 한 달 뒤 멋진 공연을 선보였다.

인생의 큰 문제를 웃어 버리면 산 같은 것도 작게 느껴진다.

백마전투

장소가 마련되질 않아 매일 병실에서부터 처음으로 웃음치료를 시작할 때 호응이 좋은 날은 움직일 수 있는 환자 90명 가운데 60명 까지 참석하였다. 한 달이 지난 후 칠순이 가까워 보이는 키도 크시고 이목구비가 잘생긴 어르신이 웃음치료에 나오시는 것이었다. 점잖아 보이시면서도 풍기는 이미지가 전통 가부장적인 할아버지 상이어서 웃음 하고는 거리가 멀어도 한참 멀어 보이시는 분이었다. 그날부터 할머니들의 인기를 독차지 하였다. 서로 옆에 앉으려고 장난하시는 모습이 유치원생들처럼 해맑다. 산토끼 노래에 맞춰서 율동도 따라 하시고 아무튼 프로그램에 적극 참여하시려고 노력하는 모습이 영역했다. 어느 날 필자에게 손주 놈들이 할아버지 이런 모습을 보면 놀랠 거라며 평소에 엄한 모습만 보여 줬다며 미안해하신다. 퇴원하면 손주들과 장난도 하면서 밝게 웃으면서 지내고 싶다며 환하게 웃으신다. 그러시면서 6.25사변 당시 장교로 치열한 백마전투에서 부하들 대부분이 죽고 본인만 살아남았다는 죄책감에 눌려 지금까지 웃음을 잃었다고 한다. 위암 말기로 그 후 얼마 지나지 않아서 배가 몹시 아파 나오기 어렵다며 입가에 미소를 띠신다.

몸은 살았지만 마음은 전우들과 함께 전사하신 착한 할아버지를 떠올리면 고마운 마음과 미안함에 고개가 숙여진다.

'한 송이 웃음꽃을 피우기 위해 봄부터 소쩍새는 그렇게 울었나보다.'

무감정

60대 초반의 선량하게 보이는 남자 환자분이 웃음치료에 부인과 함께 참석하였다. 한 달 가까이 접촉하면서 의문이 생기기 시작했다. '선한 인상' '신실해 보이는 그리스도인' 부인과의 관계도 원만해 보이고 오랜 동안 채식 위주의 식사를 하신 분인데 왜! 암에 노출 되었을까? 좀더 친분이 쌓인 후에 보호자에게 이유를 물어보았다. 몇 년 전에 딸이 교통사고로 사망했으며 부인은 기가 막힌 소식을 전해 듣고 그 날부터 여러 날 통곡하면서 눈물로 속의 분을 쏟아냈는데 남편은 지금까지 눈물 한 방울 흘리지 않고 슬픔을 내색도 하지 않는 상태로 가슴 깊숙이 담아 버렸다는 것이다. 질병의 원인을 조금이나마 짐작할 수 있었고 부인도 고통스러운 감정을 표출하지 못한 게 가장 큰 원인으로 생각한다고 말하면서 긴 한숨을 내쉰다.

재난이 재난을 부르는 머피의 법칙에 빠져 들어간 것이다.

웃음이 빠져나간 자리에는 ~
까마귀가 '까악까악' 거린다.
웃음이 되돌아온 둥지에는 꾀꼬리가 '꾀꼴꾀꼴'

암 환자는 대개 6개월부터 18개월 사이에 큰 스트레스가 있었다.

인소忍笑 - 웃음을 참음

캐럴은 사랑하는 사람이 세상을 떠나면서 정신적으로 심한 충격을 받았다. 그 이유가 자신이 뚱뚱하다는 것 때문이라고 생각한다. 그녀는 울음요법으로 그녀의 정신적 충격을 치료하는 중이다. 일주일에 한 번씩 벌써 두 달째다. 울음요법을 시행하는 스펀스씨, 그의 역할은 상대방의 입장이 되어서 열심히 이야기를 들어주는 것이다. 울음요법은 잠시 무의식 상태에 빠지는 최면과는 다르다. 자신의 기억 속에 저장된 정신적 충격을 스스로 기억해 내고 이를 눈물로 배설하는 것이다. 울음요법은 스스로 그만 울 겠다고 할 때까지, 말 그대로 울다가 지칠 때까지 계속된다. 그녀 의 눈물은 오늘도 한 시간이 넘도록 이어졌다. 그리고 캐럴은 웃 음을 되찾았다.

"나는 정상적으로 살기 위해 계속 노력할 것이다. 과거의 심적 고통은 그것을 다시 드러냄으로써 치유된다고 생각한다. 과거를 묻어두고는 정상적으로 살아갈 수 없다. 운다는 것은 매우 건강 한 것이다. 그러나 그 울음이 당신의 고통과 연결되었을 때 그렇 다."

울음요법의 효과를 가장 먼저 본 것은 스톤과 그의 아내다.

"심적 고통은 사물을 보는 눈을 왜곡 시킨다. 세상을 보는 눈, 당신의 아내를 보는 눈, 당신에게 일어나는 모든 것을 왜곡시킨 다."

"나는 울지 않으려고 노력하면서 70 평생을 살았다. 우는 것은 남자답지 않다고 생각했다. 울면 모두들 여자애 같다고 생각했 다. 우는 것은 어렵기는 하지만 기분 좋다. 이전에는 울기는 했지 만 부끄러운 일이라 생각했다."

"울고 나서 뭘 느꼈나요?"

"후련함"   - 토마스 스톤 〈울음요법〉

울음이 많았던 환자들은 웃음 또한 많았다. 마치 동전의 양면처럼… 흑흑흑흑…

나의 울음으로 시작하여 남의 울음으로 끝마치는 것은?
………………………………… 인생

정말일까?

50대 중반의 남자 환자와 함께 얘기를 주고받는데 믿기지 않는 얘기를 한다. 병원에 입원하기 전에 요양원에서 지냈는데 경상도에 사는 아주머니로 주치의가 병원에서 더 이상 해줄 것이 없다며 먹고 싶은 것 있으면 드시고 얼마 남지 않는 시간 보내라는 것이다. 아주머니는 아들과 함께 차를 타고 집으로 돌아오는 길에 그만 교통사고가 났으며 그 후 의식을 잃고 6개월 동안 누워있었다는 것이다. 깨어나 보니 몸에 퍼졌던 암 덩어리들이 온데간데 없이 사라졌다고 한다. 믿기지 않아 당사자와 직접 연락을 하고 싶다고 했더니 다음날 연락을 했는데 통화연결을 못했다며 사실이라는 것이다.

환자들이 참석한 가운데 진료부장님이 건강강의를 한다.

암(종양)을 시험관에 넣고 약물을 주입하면 사라집니다. 하지만 암(종양)이 있는 사람의 몸에 약물을 주입하면 사라지지 않습니다. 왜냐하면 시험관은 물질만 있기 때문에 약물을 주입하면 암덩어리는 사라지지만 인간은 물질을 포함한 복잡한 정신이 함께 공존하기 때문에 약물을 주입해도 종양이 쉽게 사라지지 않는다며 스트레스 환경에 자주 노출시켜서는 안 된다는 당부를 하신다.

그렇다면 아주머니 환자도 시험관 상태로 본다면
첫째 : 생각이 없다.
둘째 : 스트레스를 받지 않는다.
셋째 : 그러므로 백혈구들이 회복시키는 데만 집중할 수 있다.

웃음치료에 참석한 환자들에게 아주머니 사례를 소개했더니 본인들도 교통사고 나야겠다며 장난스럽게 웃는다. 무의식 상태에서 6개월 만에 깨어날 확률은 희박하다며 한 시간에 한번씩 웃음훈련하게 되면 시험관 상태에 자주 들어갈 수 있다며 웃음을 통해 시시각각 왕성하게 자라는 스트레스 잡초들을 벌초 하라고 당부한다.

얻는 것 보다 더욱 힘든 일은 버릴 줄 아는 것이다. - 그라시안

성공한 세일즈맨의 10가지 특성

출장을 다니며 프로그램을 진행하는 동안, 나는 대략 8,000번의 강의를 했고 45만 명 이상의 세일즈맨들을 만났다. 그러는 동안 판매에 성공한 사람들에게는 공통된 특성이 있다는 사실을 알았다. 대표적인 10가지 특성은 다음과 같다.

1. 평범하지 않다

성공은 자발적으로 다르게 행동한다는 뜻으로 판매 성공은 결코 평범하지 않다. 성공한 사람은 평범하지 않으며, 성공을 유지할 생각이기 때문에 다시는 평범해질 수 없다는 생각을 오히려 마음 편하게 느낀다.

2. 헌신적이다

성공한 세일즈맨은 자신만의 뚜렷한 목표를 가지고 있으며 그 목표에 헌신한다. 고객의 목표에도 협력한다.

3. 의욕적이다

스위프티 라자르는 몇 년 전에 세상을 떠났으나, 그에 관한 글에서 잊혀지지 않는 이야기가 있다. 아침마다 그는 "일어나서 달력을 보고 오늘 무슨 일이 있는지 확인해야지"라고 말했다. 아무

일도 없으면 매일 점심시간 전에 뭔가 일거리를 만들었다! 바로 이것이 내 철학이다. 오늘 만들어내는 활동이 장래에 사업을 가져다주기 때문이다.

4. 당당하다

당당하다는 말은, 성공한 세일즈맨은 자신에 대해 긍정적으로 생각한다는 뜻이다.

성공한 세일즈맨은 처신을 잘하고, 자신을 높여 말하며, 무엇을 어떻게 성취해야 하는지 정확히 이해하고 있다.

5. 희생한다

올림픽이나 대부분의 운동경기에서 볼 수 있듯이 운동선수들은 엄청난 희생을 치른다. 그들은 성공을 위해 매일 어려운 선택을 한다. 결과적으로 얻는 이득은 어려운 선택을 할 만한 가치가 있기 마련이다.

6. 업무를 위임한다

그들은 입수할 수 있는 자원과 인력을 최대한 활용하는 방법을 알고 있다.

7. 낙천적이다

성공한 세일즈맨은 문제가 아니라 해결을 생각한다. 누구든 문제를 발견하기는 쉽다. 하지만 인생에서 가장 기억에 남는 사람, 정신적 지주로 여기는 사람(부모, 조부모, 코치, 대학 교수 등 누구든 상관없다)은 해결책을 찾도록 도와준 사람이다.

성공한 사람은 확신이 있는 사람이다. 그들은 막대한 임무를 완수할 수 있다고 믿을 뿐 아니라 실천한다.

8. 열성적이다

나는 진심으로 내가 하는 일을 좋아한다. 매일 아침 일어날 때마다 오늘이 판매 첫 날이라고 생각하라. 매일 그날의 흥분을 느끼며 살도록 노력하라.

9. 한산한 시간에 행동한다.

다른 사람과 함께 움직이지 않는다. 그들은 항상 선택 가능성을 다시 생각한다. 정오에 식당 앞에 줄을 서서 기다리는 어리석은 행동도 하지 않는다. 역시 더 일찍 가거나 더 늦게 간다. 한 시간 반 동안 불평하며 줄을 서 있었다는 어떤 뉴욕 여성과는 전혀 다르다.

10. 일관적이고 꾸준하다

성공한 세일즈맨은 집중력과 자제력을 가지고 프로젝트를 마무리하며 따분함을 느끼지 않는다. 그리고 변덕스럽지도 않다. 계획을 세우면 끝까지 성실하게 추진한다.

– 스테판 쉬프만 지음 〈마케팅, 전화로 승부한다〉

죽음의 문턱에서 기적같이 살아난 환자들과 성공한 세일즈맨들과 닮은 점이 많았다.

의지력이 남다른 분들이었다.

확실한 결과를 얻기 위해서 몇 가지 지침을 제시해보겠다.

- 이 책을 끝까지 읽은 후 3일 내에 실행하라.
- 웃음운동이 익숙해져 자연스러워 질 때까지 최소 3주 동안 꾸준히 연습하고 훈련한다.
- 다른 사람의 도움을 받으면 좋다. 배우자, 친구, 동료 누구든 좋다.
- 일기를 써가며 변화하는 과정을 객관적으로 관찰한다.
- 새로운 변화에 적응할 때까지 마음을 닫지 말라.
- 실천하는 능력이 자신에게도 있음을 보여주자. 작전구상은 끝, 이제부터 실행이다.

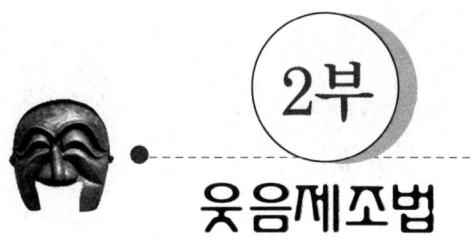

2부
웃음제조법

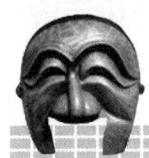 # 1. 춤, 명상, 동심과 웃음운동

    여럿이 모여서 함께하면 최상이지만 현실적으로 혼자서 지내는 환자들이 많기 때문에 혼자서도 재미있게 훈련하는 요령을 터득하면 좋을 듯 하여 쉽게 접근할 수 있는 방법들을 소개하겠다. 물론 크게, 길게, 아랫배와 온몸으로 춤을 추듯이 웃으면 된다. 하지만 양념을 곁 드리면 밥맛이 더 좋듯이 아래의 방법들을 적절이 활용할 수 있다면 3개월이 주마등처럼 빨리지나갈 것이다.

3개월만

"3개월만 웃음운동 하세요! 하실 분 손들어 보세요!"

40명 참석자 중 7~8명이 손을 든다.

"함께 외쳐 볼 까요! 우리는 웃음운동선수다."

16세 소녀 세계피겨스케이팅대회에서 금메달을 목에건 김연아 선수의 훈련 장면이 TV에 소개 되었다. 허리부상 때문에 허리에 벤드를 붙이고 눈물을 흘리며 혼신을 다해 자신과의 싸움을 하며 이겨나가는 모습이 감동적이다. 운동선수들은 매순간 힘든 선택을 해야만 한다. 비상사태에서는 비상대책이 필요하듯이 백혈구들에게 매시간 웃음소나기로 지원 사격을 해 준다면 어느 순간 꽃향기가 물씬 풍기는 봄이 찾아 올 것이다. 많은 환자들이 큰 변화에 저항하면서 작은 변화로 완치의 소망을 고되 한다.

> 남들이 나를 어떻게 볼까 걱정하지 마라. 대개의 사람들이 그렇듯, 자신을 가장 혹독하게 비난하는 사람은 바로 자신이다.

가족웃음

환자가 과천에 사는 친구의 얘기를 전해준다.

"엄마 우리 얼굴 마주 보면 웃자"

오죽 죽을상을 쓰고 다니면 저런 말을 할까?

딸아이가 부탁을 하는 데 거절 할 수가 없어서 마지못해 허락을 한 다음 날 딸이 문을 열고 방긋 웃으면서 들어오는 데 도무지 어색해서 못하겠더란다. 이제는 웃는 게 자연스러워졌다며 너도 암투병중이라 쉽지 않겠지만 웃고 살라고 당부를 했다며 웃음치료에 열심히 참석했다.

미시간 대학의 맥코넬 교수에 의하면 '아이들의 비행으로 곤란에 처한 부모의 80퍼센트가 평소에 습관적으로 웃지 않는다.'

동심웃음

가족들과 외식을 한 후 보금자리로 가는 차안에서 보름달을 쳐다보며 계수나무 얘기를 하는데 둘째 딸아이의 무심히 던지는 한마디
"아빠 달이 뻥튀기 같애"
"맞다! 뻥튀기다. 하하하 ~"

바보와 아이는 이 땅에 이방인들이다.

방법
1단계 : 아이들의 행동을 관찰하자.
2단계 : 무작정 따라 해보자. 다음 행동을 예측할 수 없어서 재

미있다.

3단계 : 어른의 허울을 벗고 같이 놀자. 천진한 아이의 웃음에 빨려들 것이다.

4단계 : 나이에 묶여있는 동심을 잠시만 이라도 풀어주자.

앙글앙글 - 어린 아이가 소리 없이 연해 귀엽게 웃는 꼴

말웃음

차라리 죽는 게 낫겠다. 죽고 싶다.

6개월이 넘도록 장기화 되면 암세포를 공격하는 T임파구를 비롯한 면역세포들이 주인의 뜻을 받든다.

지금은 힘들지만 꼭 이겨 낼 거야! 웃고 있는 한 희망은 있어! 이 또한 주인의 뜻을 따른다. 어떤 언어를 선택할 것인가?

언어는 에너지다.
웃음은 +언어다.
웃음은 최고의 긍정언어다.

똑같은 말을 만 번 정도 반복하면 현실로 이루어진다.

─ 언어학자들

밖에서 들려오는 소리는 외이(고막까지의 부분), 중이(청소골

이 있는 곳), 내이(달팽이 모양의 관 구조)를 통해 뇌에 전달된다. 그러나 내가 말하는 소리는 내이를 통해 바로 뇌에 전달되는 데 98%가 뇌에 전달되어 뇌에 각인된다. 즉 내가 말하는 것이 나에게 가장 큰 영향을 끼치게 된다.

나에게 너에게 모두에게 칭찬이 넘치도록 하자. '몸 구석구석이 매일 좋아지고 있어.'

자기 자신에게 하는 말은 특히 더 그렇다. 말의 위력은 엄청나다. 단 한마디의 말 때문에 감정과 사고방식까지 통째로 바뀔 수 있다. 우리는 대개 말의 힘을 과소평가하면서 별 생각 없이 대충 말해버릴 때가 많다. 대문호 키플링은 이런 경우를 경계하여 다음 말을 남겼다. "말은 만병통치약이 되었다가 때때로 독약으로 돌변하기도 한다. 말을 할 때는 신중히, 조심스럽게 하라."

- BJ 갤러거 · 스티브 벤추라 지음 〈도대체 누구야?〉

좋은 일이 다가올 것을 기대하라. 일이 해결될 것을 기대하라. 가족, 직장, 동네, 친절한사람 불친절한 사람 모두를 축복하라. '형식은 마음을 만든다.'

방법

1단계 : 양손을 벌려 배꼽 밑에 올려놓는다.

2단계 : 아랫배로 공기를 흡입한 '후 하' 소리를 짧게 끊어서 내 뱉는다.

3단계 : 하 하하 하하하 하하하하 하하하 하하 하

4단계 : 상체를 좌우로 흔들면서 얼굴 전체로 웃는다.

- +언어

이렇게 사는 게 힘든 것 보니 천국이 좋긴 좋나보네요! -〉 힘내자 하하하~

- 언어

석종 : 너는 제대로 하는 게 없니

둘째딸 : 어쩌라고 '쾅' 문을 닫는다. 씩씩씩~

둘째딸 : 아빠 투명 스프레이 사와요!

석종 : 출발하기 전에 미리 연락 좀 하지 방금 문방구 지나갔다.

+ 언어

둘째딸 : 아빠 공기놀이하자?

석종 : 너 아빠가 공기놀이 얼마나 잘 하는지 모르지 진사람 벌칙 있다.

석종 : 야! 우리 현지 수학 60점이나 맞았네?

둘째딸 : 이 정도는 기본이야! 사인해줘요? 헤헤헤~

말은 부메랑처럼 돌아온다.

방법
1단계 : 나를 지배하는 말을 점검하자.
2단계 : 나쁜 말은 분리수거하여 버리고 좋은 말로 교환하자.
3단계 : 타인의 입장이 되어 말투와 표정을 분석하자.
4단계 : 말에는 큰 힘이 있다는 것을 깨닫자.

—

"나는 실패작이야" "내 삶에는 희망이 없어" "나는 쓸모없는 사람이야"

"나는 절대로 나아지지 않을 거야" "너는 구제불능이야!" "너 같은 게 뭘 하겠니

말에는 정말 강한 힘이 있다.

+

"너는 최고의 작품이란다." "너는 특별하단다."

"너는 참 좋은 아이야. 너는 참 훌륭하단다." "당신은 내 생애 최고의 선물이야"

"오늘은 멋진 날이 될 거야" "나는 내 자신이 좋아" "나는 소중한 존재야" "나는 사랑받고 있어"

박수갈채 속에서 사는 사람들은
낯선 사람들에게 자신의 행복을 맡긴 사람들이다.
― 윌 로저스

씨~익 웃음

"선생님 편도를 수술해서 웃을 수 가 없는데 다른 방법은 없나요!"

"선생님 목에 암이 전이 되어 수술을 했는데 큰 소리로 웃을 수가 없네요!"

"다른 방법이 없을 까요?"

"'씨~익' 만 해도 기분이 좋아집니다. 저를 따라 해 보세요"

'씨 ~ 익'

"웃기 싫으면 '씨 ~ 익' 이라도 하세요!"

"'씨~ 익' 도 하기 싫으면 얼굴 가득히 미소만 지어도 기분이 나아집니다."

환자들에게 '씨 ~ 익' 운동을 펼치고 있다.

크게 웃을 수 있는 것만으로도 감사하자.

감사웃음

아우스비츠로 짐승들처럼 실려 가는 객차 안에서 머리를 삭발한 남루한 옷의 여주인공이 귀퉁이에 웅크리고 앉아서 추위와 굶주림에 지쳐 만신창이가 되어있다. 갑자기 문이 스르르 열리면서 차가운 바람과 함께 누군가 들어와 사과를 하나씩 던져주고 순식간에 사라진다. 문은 닫히고 다시 어두운 객차 안으로 희미한 빛이 스며들어와 여주인공의 얼굴에 비친다. 감사의 묵상을 드린 후 양손에 사과를 움켜잡고 한 입을 씹는 데 두 볼에서 주루루룩 눈물이 흘러내리는 명장면이 잊혀지질 않는다.

실컷 웃고 난 후 '감사한 마음이 있는 분들 손들어 보세요!' 삼분의 이가 넘는 환자들이 손을 든다. 우리는 고통의 끝까지 다다라서야 감사를 받아드린다.

잘 될 턱이 있나!

부정씨의 생활신조 : 감사는 찰나 불평은 곱빼기 -> 오만가지 병에 노출 -> 실낙원

다 잘 될 거야!

긍정씨의 생활신조: 감사는 곱빼기 불평은 찰나 -> 오만가지 복에 노출 -> 낙원

방법

1단계 : 감사합니다. 감사합니다. 감사합니다. 감사합니다. 감사합니다. 감사합니다…

2단계 : 초등학교 때 구구단을 암송한 것처럼 입에 붙을 때까지 반복하자.

3단계 : 과거를 더듬어 가며 감사의 손길을 기억해 낸 후 현재에서 감사이유를 보물찾기 하 듯이 하나 둘 찾다 보면 굴비 엮듯이 엮어져 나올 것이다.

세상에 감사할 일이 있어야 감사하지. 감사하다보면 감사할 일 생긴다.

[CCK] 만족감을 느낄 때 나오는 행복물질

뼈와 근육에 전달되기 위해서는 3000번 낚시 줄을 던져라.
– 낚시꾼들

자연웃음

잠자리가 길게 늘어진 바짝 마른 갈대 줄기 위해 살랑살랑 부는 바람에 의지하여 그네를 타고 있다. 조심조심 다가가 잠자리와 눈을 마주치며 잠자리의 갸우뚱하는 특유의 동작을 따라하면서 장난을 친다. 잠자리도 신기하다는 듯이 고개를 연거푸 흔들며 어리둥절해 하며 눈동자를 이리저리 돌리기 시작한다. 그 모습이 재미나서 연거푸 코믹한 미소를 지으며 10분 이상을 잠자리와 재미난 만남을 가졌다. 어느 날 집사람과 심하게 다퉜다. 집에 있지 말고 나가란다. 뒷산에 올라가 실컷 웃다가 내려와 문을 열고 '나갔다 다시 왔어' 하면서 웃음을 터트렸더니 조금 전의 싸움은 순식간에 물거품이 되어 버렸다. 부부간에 사소한 말싸움은 바로 바로 풀어야 한다.

감탄웃음

내가 아는 한 신문사 사회부장은 다음과 같이 말했다.
"좋은 기자는 당연한 사실에 끊임없이 놀라는 기자입니다."
웃음도 이 점이 중요하다.
"야, 참 근사한 세상이다. 이 세상은 어떻게 돌아가는 거지? 난 여기서 무슨 일을 해야 하는 거지?"
난 평생 그런 질문을 던지면서 살아왔다.

— 헤이즐 핸더슨 환경운동가

방법

1단계 : 들꽃의 향기를 깊숙이 들이 마시며 '야! 좋다'

2단계 : 아침에 눈을 뜨자마자! 펼쳐지는 하루를 기대하며 야! 하며 조용히 음미하자.

3단계 : 사소한 일상을 감탄사로 도배하자.

'이야' '우아' '대단해요' '멋지다' '짱 이야' '웬 일이니' '거참 신기 하네'

아이가 보는 세상은 매순간 새롭다. 동심이 깨어나는 순간 맑은 웃음이 시작된다.

손바닥 거울

식사를 하는 데 진료과장님이 재미로 손금을 보잔다.

"왼손 바닥 가운데가 끊어지지 않고 한일자로 쭉 이어졌네요! 야! 손금 좋다. 정주영씨 손금을 닮아서 돈을 많이 벌 것 같은데 노력하지 않으면 꽝입니다."

농담이지만 기분이 좋아서 입이 찢어져라 웃었다. 손바닥을 바라보며 웃음과 함께 미래의 성공한 내 모습을 미리 만나보자.

껄껄껄껄 - 우렁찬 목소리로 참지 못해 웃다.

거울을 볼 땐 그 이면을 보라!

방법

1단계 : 양손 바닥을 가슴 앞에서 번갈아 바라보며 웃기 시작한다.

2단계 : 천천히 360도 돌면서 손바닥을 위아래로 또는 원을 그러면 시선이 따라가면서 안구 운동까지 해보자.

3단계 : 화장하듯이 왼손손가락으로 오른손 바닥을 두세 번 친 후 양 볼과 이마를 가볍게 두드리면서 만족스러운 웃음을 터트리면서 반복한다.

거울을 볼 때마다 다정한 미소로 마주하자.

참! 괜찮다… 멋진데… 네가 마음에 들어… 누가 뭐라고 해도 나는 네가 좋아…

거울 속에 비친 자신을 향해 긍정하며 웃자.

잠소潛笑 - 가만히 웃는 웃음

유전자웃음

40대 초반의 체구가 단단한 남자환자 : '조기 축구회 회장인데 암이라니 원인이 무엇인지 모르겠어요!'

40대 후반의 다정해 보이는 부부 : '팔도를 돌아다니며 소문난 음식점을 찾아다니며 여행을 즐겼는데 암이라니'

50대 후반의 건강해 보이는 남자환자 : '등산이 취미인데 산에 오면 기분이 좋아 고기와 술을 많이 먹어서 그랬나?

　50대 후반의 넉넉한 얼굴의 여자환자 : '식당이 잘되 밤낮 없이 돈을 쓸어 담고 있는데 암이라니 가족을 위해 열심히 살았는데!

　50대 초반의 다정한 느낌의 남자환자 : IMF로 인해 회사 상황이 어려워지자 명예 퇴직자 명단을 작성하여 보고하라는데 감당하기 힘든 스트레스로 인해 암에 걸린 것 같다며 동료들을 퇴직시킨 후 양심의 가책이 느껴져 자신도 직장을 그만 뒀다고 한다.
　암 선고를 받은 환자들은 일반적으로 건강에 자신 있는 분들이었다. 자신도 모르는 사이 유전자들이 병들어가고 있었다.

　잡초를 없애는 빠른 비법은? 꽃을 심는다.
　스트레스 잡초를 없애는 빠른 비법은? 웃음꽃을 심는다.

하늘 땅 바다
　섬마을 아이들이 은빛 반짝이는 바닷가 모래밭에 옹기종기 모여 앉아 땅따먹기를 한다. 어느 덧 붉은 노을이 저물어 가는 데 저 멀리서 들려오는 익숙한 엄마의 목소리 '철수야 밥 먹어라'

놀이판은 끝이 나고 순식간에 아이들이 뿔뿔이 흩어진 후 거미줄처럼 어지럽게 엉클어 졌던 굵고 가는 선들은 밀려오는 파도에 서서히 사라진다.

귀 천

천상병

나 하늘로 돌아가리라
새벽빛 와 닿으면 스러지는
이슬 더불어 손에 손을 잡고

나 하늘로 돌아가리라
노을빛 함께 단 둘이서
기슭에서 놀다가 구름 손짓 하며는

나 하늘로 돌아가리라
아름다운 이 세상 소풍 끝나는 날
가서, 아름다웠다고 말하리라…

방법
1단계 : 다리를 어깨 넓이로 벌린 후 상체를 위아래로 숙였다

펴면서 손뼉을 치며 실감나게 웃는다.

2단계 : 시계 방향으로 돌았다가 다시 반대 방향으로 되돌아온다.

3단계 : 그리운 벗들과 바닷가에서 행복을 나누었던 소중한 추억들을 떠오르며 빵그레 웃는다.

빵그레 - 입만 약간 벌리고 예쁘게 웃는 모양

꼬부랑 할머니

장수만세 연상퀴즈를 시청 중에…

할아버지 : 음매 하면 무엇이 생각나   할머니 : 소
할아버지 : 굴뚝에서 뭐가 올라와   할머니 : 연기

답 : 남편 '당신이 나한테 뭐라고 부르지' '웬수' 하하하~ 양소良笑 - 한참 동안 웃음

"언제나 좋은 추억과 행복했던 기억만 되새기면서 웃으면 돼. 반대로 나쁜 일은 하루라도 빨리 잊어버려야 해. 그게 바로 건강하게 오래 사는 비결이야."

- 기네스북 최장수 프랑스 할머니 122세 잔 칼망

사례 1

시골 한적한 정류장에서 버스를 기다리는 데 갑자기 할머니가 구멍가게 귀퉁이에 놓여 있는 프라스틱 빗자루를 손에 불끈 쥐더니 '이 웬수야! 너 때문에 내 꼴이 이 모양이 되었다' 며 중풍에 걸려 지팡이에 의지하여 서있는 할아버지를 피멍이 들 정도로 마구 내리치는 데 가련한 할아버지는 소리를 지를 뿐 저항을 못한다. 아프기 전에 할아버지가 할머니를 엄청 힘들게 했나보다. 남의 일이 아니다. 남아있는 건강이라도 웃으면서 챙기자 씩씩거리며 불평하지 말고 씩씩하게 투병하자.

사례 2

매서운 바람이 몰아치는 시골 도로변을 기억자로 휘어진 허리로 구루마를 힘겹게 끌고 가는 할머니. 구루마 안에 다리가 불편한 할아버지가 앉아있다. 어디 가세요? '밭에 가요!' 할아버지는 왜 데려 가세요! '혼자 있을 수가 없어요!'

— SBS '세상에 이런 일이'

참 사랑은 냉혹한 현실을 극복해 나간다.

사례 3

자그만 체구에 약간 굽은 허리 선한 인상의 미소 띤 얼굴을 한 할머니를 소개한다.

80대 중반의 고령에도 젊은이 걸음으로 1시간 이상 되는 ＡＢＣ 코스 산책길을 한바퀴 돌아서 오시는 모습을 5층 복도 창가에서 우연히 자주 보게 되면서 의지가 남다른 분이라 생각했었다.

세찬 바람과 함께 함박눈이 쏟아지는 겨울의 늦은 오후 5층 휴게실 창밖으로 무심히 내려다보는데 아니 이럴 수가 그 할머니다.

눈이 수북이 쌓인 오르막길을 구부정한 자세로 천근만근이 되어 보이는 다리를 한발 두발 힘겹게 내 딛는 광경이 경이롭고 아름다워 벌어지는 입이 다물어 지질 않는다. 눈길을 2시간 반 넘게 걸어 돌아온 것이다. 이분의 아드님이 스파이 혐의로 7년 반 동안 억울하게 수감생활을 했던 비운悲運의 사나이 로버트 김이라는 사실을 나중에 알게 되었다. 한 걸음 한 걸음 내 딛었던 무거운 발걸음은 아들의 석방을 기원하는 간절한 마음이었으리라. 어머니는 이 땅을 떠났지만 아들은 그렇게도 그리던 이 땅을 다시 걸으며 살아갈 것이다.

꼬부랑 할머니가 꼬부랑 고갯길을 꼬부랑 꼬부랑 넘어가고 있네! 꼬부랑 꼬부랑 고개는 열두고개 꼬부랑 고갯길을 넘어가고 있네.~

방법

1단계 : 고개를 앞뒤로 180도 돌리면서 목을 푼다.

2단계 : 목의 힘들 빼고 가볍게 돌리면서 할머니가 되어 다양하게 웃는다.

3단계 : 무릎을 구부정하게 굽힌 상태에서 허리를 굽히고 돌아다니며 웃어보자.

4단계 : 할머니와 함께했던 추억들을 연상하며 웃어본다.

헛웃음

내 가슴에 사랑이 흘러들어 오지 않을 때 단물이 빠진 후 허망하게 부풀어 오르는 '풍선껌' 처럼 헛웃음이 나오면서 지속하기가 어렵게 된다. 마음으로 웃을 때 몸의 치유가 급속하다. 소 심줄 보다 단단한 걱정, 이기심, 자존심의 심줄을 웃음지압 봉으로 꾹꾹 눌러주고 사랑지압 봉으로 자신도 찾을 수 없는 내면 깊숙한 곳까지 정성껏 풀어주자. 뇌가 '뻥' 뚫려야! 몸도 '펑 펑 펑' 뚫린다.

> 헛웃음 – 거짓 지어서 겉으로만 웃는 웃음

사회학과 교수가 볼티모어 빈민가에 대한 조사를 해올 것을 학생들에게 과제물로 냈다.

조사 결과 보고서에는 200명의 청소년들은 아무런 기회도 주어지지 않았기 때문에 미래가 없다며 결론을 내렸다. 그로부터 25년 후 다른 사회학자가 우연히 조사를 했는데 놀라운 사실을 알게 되었다.

180명 중 176명이 대단히 성공된 인생을 살고 있었다. (변호사, 의사, 교수등) 성공할 수 있었던 가장 큰 이유를 찾아가다보니 여선생 한분이 계셨다. '어떻게 이런 결과가 나올 수 있었습니까?'

"그것은 정말 간단할 일이었지요? 난 그 아이들을 사랑 했답니다."

— 평생교육학 염철현 교수 강의

씽긋씽긋 – 소리 없이 눈을 움직여 정답게 웃는 꼴

피노키오 웃음

사람이 사람이라고 다 사람인 줄 아느냐
사람이 사람다워야 사람이지
말놀이 게임이지만 철학적 의미가 깊다.
하하하 웃는다고 다 같은 웃음인 줄 아느냐

착한 웃음이어야 건강한 웃음이지
선한 삶이 행복한 웃음을 만든다.

피노키오는 사람일까요 인형일까요?…

방법
1단계 : 피노키오가 되어 허공에 매달려 팔다리의 관절과 근육들이 움직이듯 자유자재로 움직이기 시작한다.
2단계 : 실이 입술을 당기고 있다고 상상하며 실감나게 웃기 시작한다.

춤 삼매경

오늘도 잣나무 숲에 들어가 살풀이 하듯 무아지경에 빠져 춤을 추면서 자유를 만끽한다.

읍파 읍파 읍파파 쿵쿵 쿠~구 쿵쿵쿵 둥~두두 둥둥 둥~둥 둥~두 둥~두 둥둥

소리를 뱉으며 춤사위 탈춤 막춤 난타 가릴 것 없이 허공에 몸을 맡기며 상쾌한 공기를 흠뻑 마신다. 악기소리 없이 춤을 출수 있다는 것에 신기함을 느끼며 스스로 만들어낸 '흥'에 물씬 취해본다.

방법

1단계 : 두둥 퉁퉁 두둥 두둥 소리와 함께 북치는 동작을 반복하며 가볍게 몸을 데운다.

2단계 : 서서히 몸을 격렬하게 움직이면서 춤에 집중한다.

3단계 : 심호흡을 한 후 한바탕 웃고 나서 일상으로 돌아간다.

화소譁笑 – 큰 소리를 내어 시끄럽게 웃음

몰입웃음

수많은 직업 중에 피아니스트와 지휘자들이 가장 오래 산다는 것이다. 이들의 공통점은 손을 움직이고 몰입의 경험을 수시로 한다. 무언가에 푹 빠져서 살고 싶다. 하루 중 여러 차례 몰입에 들어가는 훈련을 하자. 자연 속 꽃, 설거지, 운동, 글쓰기, 대화에 깊숙이 심취하다. 헛된 공상에 빠지면 공허한 바람만 지나간다. 현실 속에서 이상을 품어보자.

방법

1단계 : 피아니스트연주와 지휘자의 모습을 또렷이 연상하며 손끝으로 실감나게 표현한다.

2단계 : 이마를 구겼다가 펴면서 온몸을 흔들며 황홀의 극치에 다다른 것처럼 몰입한다.

3단계 : 차츰차츰 입가에 미소를 퍼트리며 웃음을 토해낸다.

4단계 : '꽈광' 마무리를 한 후 미소 명상 후 일상으로 복귀한다.

'남들이 한번 웃으면 우리들은 10번 웃자고요!'

'어떻게 웃지요?…'그냥 웃어요!

웃음이 없다면…

세상의 아름다운 음악을 다 듣는다 해도
세상의 아름다운 그림을 다 본다 해도
세상의 아름다운 글들을 다 읽는다 해도
내 삶에 웃음이 없다면 속이 텅 빈 항아리다.

배우들은 "자연스럽게 보이기 위해 일반인들은 상상도 하지 못할 엄청난 연습을 한다.

연습만큼 좋은 선생은 없다.

– 버질

축복웃음

드넓은 하늘구장에서는 이 순간에도 축복을 한가득 담은 복덩이들이 쏟아지고 있다.

"어느 분이 입을 크게 벌리고 축복을 받아먹는 시늉을 잘 하는

지 경쟁하겠습니다. 푸짐한 상품이 준비되어 있습니다. 네~ 저 환자분은 인간이기를 포기 한 것 같습니다. 쥬라기 공원에서나 볼 수 있는 엄청난 입 구멍 저 분에게 상품을 드리겠습니다.… 시간 관계상 내일 드리겠습니다.

"그럴 줄 알았다."

배꼽을 틀어잡고 웃는다.

방법
- 금붕어처럼 입을 벌리고 축복을 받아먹는 시늉을 한다.
- 아이처럼 해맑게 박수를 치면서 웃음과 함께 감사한 마음을 하늘로 띄워 보낸다.
- 서로 마주보며 쳐다보며 고개를 흔들면서 상대방의 먹이를 낚아채는 시늉을 하면서 함께 웃는다.

만당홍소滿堂哄笑 - 한자리에 모인 사람 모두가 크게 웃음

오라 나의 친구들아.

많은 것을 잃었지만, 아직 남은 것도 많도다.

자신이 가진 최고의 것을 세상에 주면 이 세상 최고의 것이 자신에게 돌아올 것이다.

- 매들린 브릿지스

포옹웃음

산 능선을 타고 한참을 생각 없이 걷고 있는 데 어디서 나타났는지 작고 못생긴 백치가 다가오더니 덥석 품에 안기려 한다. 어찌나 그 모습이 싫던지 걸음아 나 살려라 도망을 쳐보지만 그 놈이 지칠 줄 모르고 쫓아오는 것이다. 막다른 절벽에서 사면초가가 된 기막힌 상황, 눈물을 머금고 양팔을 벌려 백치를 끌어안는데 그 순간 잠을 깨고 말았다. 오래전에 읽었던 글인데 각색하여 옮겨 보았다. 백치는 누구?

'단점은 눈에 잘 보이고 장점은 숨어 있다'

방법

1단계 : 양손으로 자기를 끌어안는다.

2단계 : 양손바닥으로 가볍게 터치 하며 따뜻한 느낌을 실어 사랑해, 고마워, 미안했다

아무도 나를 인정해 주지 않을 때 내가 나를 긍정하자.

3단계 : 끌어안은 자세로 그 동안 수고한 나에게 웃음을 선물하자.

"나는 아름다운 사람이고 행복한 사람이다."

"나는 나를 용서 할 거야' 용서하는 것은 가장 이기적인 행위이다."

"힘은 들지만, 그래도 희망은 있어"

"나도 알고 보면 괜찮은 사람이야!"

"오랜만에 휴가 내서 여행 가야지"

인간은 먼저 자신을 믿고 자신을 사랑하지 않으면 다른 사람을 좋아할 수 없다.

방그레 – 소리 없이 입만 벌리고 부드럽게 자꾸 웃는 모습

별 웃음

늦은 가을밤 산책을 마치고 집에 들어가기 전에 논밭에 서서 밤하늘에 영롱하게 반짝이는 연노란 별들을 바라보며 가슴을 쫙 펴고 웃음을 토해내는데 속이 후련하고 날아갈 듯이 기분이 좋다. 에라! 내친김에 덩실 덩실 춤판이 벌어지는가 싶더니 파트너를 바꿔서 초승달과 함께 웃음을 쏟아낸다. 그래 쉽지는 않지만 다시 한번 해보자! 파이팅! 하하하하~

별헤는 밤

윤 동 주

세상의 아름다운 음악을 다 듣는다 해도
세상의계절이 지나가는 하늘에는
가을로 가득 차 있읍니다.
나는 아무 걱정도 없이
가을 속의 별들을 다 헤일 듯합니다.
가슴 속에 하나 둘 새겨지는 별을
이제 다 못 헤는 것은
쉬이 아침이 오는 까닭이요,
내일 밤이 남은 까닭이요,
아직 나의 청춘이 다하지 않은 까닭입니다.
별 하나에 추억과
별 하나에 사랑과
별 하나에 쓸쓸함과
별 하나에 동경과
별 하나에 시와
별 하나에 어머니, 어머니,
별과 함께 가슴으로… 빛나던 추억과 빛날 꿈을 그려보자.

방법

1단계 : 바닷가, 논두렁, 빌딩 옥상, 산, 한적한 곳

2단계 : 별을 바라보며 추억을 함께 했던 그리운 벗들의 웃는 얼굴을 그려보자

3단계 : 장소가 여의치 않을 때는 약하게 리듬을 타며 웃음명상으로 별들과 속삭이자

하하 - 기뻐서 입을 크게 벌리고 웃는 소리

'별을 노래하는 마음으로 모든 죽어가는 것을 사랑해야지'

비웃음

도깨비와 귀신이 제일 싫어하는 사람은? 웃는 사람 왜! 징그럽잖아

걱정, 두려움, 미움, 우울 등 부정적인 생각이 몰려오면 눈가에 미소를 지으며 비웃자.

방법

1단계 : 눈가에 매력적인 미소를 짓고 입꼬리를 당긴다.

2단계 : 빨리 몰아내자.

비웃다 - 업신여기는 태도로 웃다

우리들을 괴롭히는 걱정의 96%는 쓸데없는 걱정이다.
걱정이 있는 한 웃을 수는 없는 노릇이다.

색깔웃음

색깔 하나를 골라서 그 색깔에 관심을 주어라. 특별한 색깔에 대하여 십분 이상을 소비할 필요가 없다. 이는 감각훈련이며 목적은 주변의 세상에 대해 눈을 다시 뜨게 해주며 당신과 환경을 연결시키는 방법이다.

겨울이라 병원 대강당에서 환자들과 함께 오전7시부터 스트레칭을 하고 있다. 오늘은 파란색을 찾는 색깔 훈련인데 파란색 찾기가 쉽지 않아 더 즐겁다. 앗! 찾았다.
마이크 연결선에 파란색 스카치테이프로 얇게 둘러져 있었다. 순간 가볍게 웃음이 터져 나온다. 1분 뒤 피아노 옆에 엷은 녹색 바탕에 가운데 조그만 사각박스가 파란색으로 채워졌다. 또 한번 웃음 폭발, 환자 중에는 이유도 모른 체 따라 웃는 분들도 있다. 그런데 더 이상 파란색이 보이질 않았다.

월드컵 송 반주에 맞춰 마무리 에어로빅을 시작 하려고 하는데 웃음을 터트리기 시작했다. 세상에 이럴 수가? '내가 쓰고 있는 마스크가 파란색' 웃음치료 시간에 환자들에게 스트레칭 시간에 웃었던 이유를 설명하면서 주위에 파란색을 보면서 함께 호탕하게 웃기 시작했다.

'행복의 파랑새는 웃음과 함께 산다.' 빵긋

> 빵긋 – 소리 없이 입만 벌리고 살짝 웃는 모양

다정한 시선으로 서로 바라보면서 치유해주세요.

본성웃음

전갈이 강을 건너고 싶었다. 그래서 개구리를 찾아가 네! 등에 업혀서 강을 건너고 싶다고 통 사정을 한다. 개구리는 '헤엄을 치다 등이 독침에 찔릴까 두려워 못 하겠어' 전갈이 답변하기를 '찌르면 둘이 같이 죽는데 그럴 리가 없지' 마지못해 허락을 한 후 강물을 한참 헤쳐 나가는데 갑자기 전갈이 개구리의 잔등에 독침을 찌른다. 개구리는 죽어가며 '너도 같이 죽는 데 왜 독침을 찌르느냐' 고 비명을 질렀다. 전갈은 '그것이 나의 본성이다.' 라고 대답했다.

– 외화 '크라잉 게임'

거듭남, 해탈, 귀가 따갑도록 들어왔지만 오늘도 본성이 비웃는다. 이히히히히히~ '넌 안돼'

방법
1단계 : 양손을 모으고 오뚜기가 되어 상체를 좌우로 흔든다.
2단계 : 본성을 짓밟고 한 계단을 딛고 올라섰던 순간을 떠올리며 푸~ 하하하하하 '고맙다'

"세포들도 웃고 즐거워하네."

사점死點웃음

가슴에 붙은 번호표가 천근만근 무겁게 느껴질 때 모든 걸 포기하고 큰 대자로 도로 한가운데 누워 버리고 싶지만 그 시간을 넘기면 힘이 다시 돌아온다. 마라토너들은 사점의 시간을 견뎌내며 목적지를 향해 질주한다.

방법
1단계 : 하루 중 사점의 순간에 고개를 들어라

2단계 : 하루 중 사점의 순간에 가슴을 펴봐라.
3단계 : 하루 중 사점의 순간에 미소를 지어라.
4단계 : 하루 중 사점의 순간에 목표를 보아라.

허부지개 웃음

석종이 : 조각상의 이름이 무언가요!

한의사 : '허부지개 입니다.'

석종이 : 무슨 뜻 인가요!

한의사 : '전라도 말로 심신이 가장 편한 상태에서 나오는 웃음이라는 군요!

많은 조각상을 봤지만 이토록 시원하게 웃는 얼굴상은 처음 본다. 으~ 하하하하하

사랑웃음

사랑이 없으면 머리가 아프고 사랑이 있으면 가슴이 아프다.
사랑이 없으면 머리가 뜨겁고 사랑이 있으면 가슴이 뜨겁다.
사랑이 없으면 머리가 터지고 사랑이 있으면 가슴이 터진다.
사랑이 없으면 머리가 바쁘고 사랑이 있으면 가슴이 바쁘다.
사랑이 없으면 냉소가 하하하 사랑이 있으면 기쁨이 하하하~

냉소冷笑 – 차가운 웃음, 상대방을 얕보거나 관심 없을 때 웃는 웃음

희소喜笑 – 기뻐서 웃는 웃음

웃음보험

'여보! 돈 여유 있으면 생명보험 들어라! 혹시라도 질병으로나 사고로 내가 죽게 되더라도 당분간 보장이 되잖아'

누구에게나 다양한 형태의 위기 순간들을 맞이해야 한다. 이때가 바로 차곡차곡 저축한 웃음이 진가를 발휘할 때 이다. 태권 V처럼 웃음은 '시련'을 기회로 탈바꿈 시켜주는 조각가로 변신할 것 이다.

　　땡그랑 한 푼 땡그랑 두 푼 미소 짓는 저금통이 아이 가벼워
　　하하하하 우리는 만족한 얼굴
　　알뜰하게 웃고 사는 건강한 얼굴

　　덩그렁 한 푼 덩그렁 두 푼 무표정한 저금통이 으이그 무거워
　　씩씩씩씩 우리는 인상 쓰는 얼굴

잘 될 때만 웃어대는 병약한 얼굴

교환웃음

기쁨이 넘치면 근심이 줄고
사랑이 넘치면 미움이 줄고
믿음이 넘치면 의심이 줄고
활력이 넘치면 질병이 줄고
웃음이 넘치면 한숨이 준다.

걱정도 팔자다. 아니다. 잘못된 습관이다.

상대적 삶 => 비교 => 스트레스 => 걱정 => 질병 =>불행
절대적 삶 => 주인 => 웃음   => 만족 => 건강 =>행복

투병웃음

헛깨비들이 몰려와 마음속에 둥지를 튼다. 목의 부기가 좀처럼 빠지질 않는다. 6층 식당 창문 너머로 수리산을 바라보는데 한숨이 소리 없이 베어 나온다. 이래서는 안돼 머리를 흔들고 미소를 지어 보지만 깊이 스며들지 않는다. 환자들이 하나 둘씩 자리에 앉는다. 내 문제 해결에 분주하다 보니 정작 환자들의 고통에는 침묵하는 자신이 부끄럽다. 가슴을 쫙 펴고 경쾌한 발걸음으

로 밝은 미소를 띠며 희망어사를 불러본다. 일순간 헛깨비들이 줄행랑을 친다. 오늘도 힘겨운 승리의 깃발을 꽂는다. 껄껄껄껄

> 껄껄 - 우렁찬 목소리로 웃는 소리

방법

투병생활은 감사의 생활이 되어야 한다.
투병생활은 휴식의 생활이 되어야 한다.
투병생활은 도약의 생활이 되어야 한다.
투병생활은 웃음의 생활이 되어야 한다.

심리학자 빅터 프랭클은 성불구 환자들을 상담하면선 '역설적인 의도'라는 이론을 창출해냈다. 남성환자들이 발기 문제에 대해 애를 끓이면 끓일수록 성공 가능성이 낮아졌다. 그러나 그러한 노력을 중단했더니 오히려 성교가 가능했다고 한다. 섹스나 다른 창조적인 과정이 모두 자연스럽게 내버려두면 오히려 잘되는 것처럼, 성공은 마음을 비워야만 찾아온다.

- 진 랜드럼 〈위대함에 이르는 8가지 열쇠〉

자존심웃음

90세를 앞두고도 건강한 활력으로 풍성한 노후를 보내는 할머니의 목소리는 힘찼다.

'자존심은 팬티와 같습니다. 제일 먼저 입고 가장 나중에 벗습니다.'

많은 환자들이 지나치게 점잖다.
행운의 여신은 왜 나만 피하는 것일까? 오죽 하면 피할까?
행운은 잘 웃는 자의 편이다.
행운은 행운을 부른다.

"웃음치료 시간에는 통증을 느끼지 않아요! 그래서 웃기 위해서 매일 옵니다."

걱정웃음

걱정 200만원 - 웃음 100만원 = 걱정 100만원 -〉 -통장
웃음 200만원 - 걱정 100만원 = 웃음 100만원 -〉 +통장

객관적인 기준을 정해 성실하게 통장의 잔고를 체크하자.
만성 걱정이 생활화 되어 부도 직전이 거나 이미 부도로 질병의 감옥에 수감되어 있는 죄수들은 누구나 건강한 자유인이 되는 날을 손꼽아 기다린다. 밖의 감옥은 형기가 마치면 풀려나지만 병마의 형기는 수감자의 태도와 생활습관에 의해 좌우된다. 교도관이 굳게 닫힌 쇠문을 열며 부른다. "죄수번호 ***812 -

1567***는 걱정하는 습관이 해결되었음으로 특별사면으로 형기가 앞당겨 졌다. 웃음 훈련하느라 노고가 많았다. 앞으로도 지금처럼 웃으면서 살게 되면 다시 만날 일 없을 거다."

석방의 그날을 기대하며 오늘도 +통장을 바라보며 '웃자 웃자 파이팅'

방법

1단계 : 걱정을 내몰려고 하는 것 보다는 일부러 차분히 시간을 정해놓고 걱정해 보자.

걱정시작… 잠시 후 웃음이 나온다. '별 걱정을 다했네!' 빵시레

빵시레 – 소리 없이 입만 벌리어 평화스럽고 예쁘게 웃는 꼴

행동이 변하면 생각이나 느낌(신체적, 정서적 모두)이 달라진다.

행동이 변하면 우리를 둘러싼 환경 역시 바뀐다.

마음이 무거우면 몸은 가볍게

생각이 우울하면 얼굴은 밝게

'모든 것은 어떻게든 해결이 된다.'

선한 웃음

막내 여동생이 고등학교 수학선생으로 난이도가 높은 문제를 어렵게 풀었을 때 그 기분은 날아갈 것처럼 좋단다.

인류는 동굴에서 쑥 빠져 나오는 날부터 매순간마다 답이 주어지지 않는 문제와 마주치며 살아가고 있다. 때로는 이거다 싶으면 저거고 저거다 싶으면 요거고 요거다 싶으면 그거고 그거다 싶으면 다시 이거다. 절망감에 주저앉은 사람들은 폐인이 되고 끝까지 믿음을 잃지 않고 자신의 약점을 극복해나가며 선한 길을 찾아 고단한 여정을 감수하는 사람들은 정금보다 귀하게 빛날 것이다. 성그레

> **성그레 – 천연스럽게 부드러운 눈웃음을 짓는 꼴**

카오스(혼돈)가 요란할수록 코스모스(질서)에 가까워진다.
출발…

방법

1단계 : 어깨의 긴장을 풀고 편안한 마음으로 복식호흡에 들어간다.

2단계 : 선한 분들과 함께 했던 시간들을 떠오르며 닮고 싶은

한 가지를 발견한다.

 3단계 : 서로 마주하며 웃었던 순간들을 기억하며 성그레 웃는다.

가로수 웃음

 도시의 한 적한 길을 걷다가 가로수 옆을 지나가게 되면 가볍게 쓰다듬어주며

눈웃음을 보내 보라. 가로수도 쌩긋 웃을 것이다.

자연의 치유력이 늘 가까이에 있음에 감사하자.

> 쌩긋 – 소리 없이 은근하게 얼핏 눈웃음치는 꼴

 중요한 것은 우리가 보고 있는 것이 아니라 우리 눈에 보이는 것들이다.

– 헨리 데이비드 소로

거북이 웃음

 나무늘보, 팬더곰, 달팽이, 뭉게구름, 라다크, 사찰, 산의 공통점은? 거북이와 친하다.

여유로움을 닮고 싶다.

방법

1단계 : 느린 걸음으로 천천히 걷는다.

2단계 : 눈을 크게 뜨면서 목을 앞으로 내밀었다 뒤로 후진함을 반복한다.

3단계 : 입술을 모아 쭉 내밀면서 거북이 흉내를 내며 코믹하게 웃는다.

거북이 등에 타고 기쁨만 있는 웃음궁전을 향해 바닷속 여행을 떠나자. 얏 ~ 호 호호호호호호

호호 – 입을 오므려 간드러지게 웃는 소리

갓난아이 웃음

가장 자유스러운 인간은 천진난만한 어린이다.
타임머신을 타고 갓난아이 시절로 돌아가자.

방법

1단계 : 양손에 힘을 빼고 손뼉 치며 웃으며 다양한 얼굴표정과 몸짓을 하며 나비를 잡는 것처럼 행동한다.

2단계 : 뒤에서 엄마가 손뼉을 치며 부른다.

'아가야' 뒤를 돌아보며 뒤뚱뒤뚱 걸어가면서 환한 웃음이 얼

굴 전체에 퍼진다.

  3단계 : 양손을 벌리며 엄마에게로 향한다.

  4단계 : 엄마의 따뜻한 품속을 깊이 느껴본다. 씨~익

일체유심조一切唯心造
세상에 모든 것은 마음이 조작해 내는 것이다.

- 원효대사

돈 웃음

  만나자 이별 이라니 잘 가라 밝게 웃으며 2만원과 식권을 바꾸며 작별을 한다. 매점 아주머니가 빨리 달라며 웃는다. 기분이 좋다. 다음에 상봉 할 때는 하얀 잎으로 염색하고 와라!

  "문제는 돈이 아니라 돈에 대한 마음가짐이라네, 많은 돈을 벌기 전에도 행복했다면 돈을 번 후에도 행복한 거고 돈이 없어 불행했다면 더 많은 돈을 벌어도 더 비참하게 될 뿐이야.

  이러한 차이를 낳는것은 돈에 대한 태도란 말일세." "그렇게 말하는 건 쉽죠. 당신에게는 돈이 있으니까요."

  "돈이 나를 찾아온 것은 내가 그것을 즐기기 때문이라네. 난 돈을 유통시키는게 좋다네. 그 좋은 것을 분한 마음으로 만진다

면 당연히 돈도 나를 싫어하겠지. 하지만 내가 돈을 기분 좋게 대해주면 아무래도 자주 찾아올 거야."

— 앨런 코헨 〈미스터 에버릿의 비밀〉

행복한 사람은 인생의 후반부에 소득 수준이 더 올라가는 경향이 있다

— 심리학자 에드디너

감동웃음

'돈 만 벌어주면 됐지' 라는 태도는 이제 사절이다. 각박한 환경 속에서 살아가면서도 여유를 찾으며 함께하기 쉬운 이벤트를 계획해보자. 간단한 예로 명절이벤트를 소개해본다.

온 가족 송편 빚기 대회로 심사위원은 할머니 할아버지
조각상 : 송편의 모양을 색다르게 빚은상
반달상 : 가장 예쁜 송편상
노력상 : 송편을 많이 빚은상
설맞이 가족 한마음 장기자랑의 밤으로 심사위원은 아이들
한석봉상 : 남자 떡 썰기 대항(아빠, 아들)
윷놀이상 : 이긴팀이 원하는 소원을 한 가지씩 들어주는 미션

게임을 한다.

　진행자만 조금 희생하면 온 가족이 행복한 추억을 만들어 갈 수 있다.
　약간의 자기희생이 없이는 감동도 없다.

　기르던 개가 죽었는데 여러 날을 철수가 서럽게 운다.
　엄마 : (못마땅하다는 듯이 아들에게 한마디 한다.)
　　　'철수야! 할머니가 돌아가실 때는 울지 않더니 복실이가
　　　　죽으니까 그렇게 슬퍼'
　철수 : (울먹이며)
　　　'할머니하고는 재미나게 지낸 적이 없잖아요'

　기억하는 것과 추억하는 것은 다르다.

　탁월함은 행동이 아니라 습관이다.
　　　　　　　　　　　　　　　　　　　　　　- 아리스토텔레스

노래웃음
　60대 초반의 말쑥한 얼굴의 여자분 '선생님 부탁이 있는 데요 사람이 없을 때 노래한곡 부르면 안 될까요!' '별 말씀을요! 저는

뻔뻔한 분들을 좋아합니다.' 미리 온 환자들도 환호성을 보낸다. 꾀꼬리 같이 맑은 목소리로 노을을 부르며 눈물을 훔친다. 3년 만에 처음 노래를 부른다며 앵콜 곡 '님이오시는지'를 환한 웃음을 담아 부른다.

   늘 아름다웠으면… 별보며 달 보며 사랑하는 친구와 함께 아름다운 노래 불러봤으면.
   이슬같이 맑은 노래 부르며 늘 고운 마음 가지고 살아갔으면…

인사웃음

삶 속에서 웃음을 넉넉하게 활성화하자.

직장
좋은 날 되세요! '쌍긋'

가족
포옹해 주며 미소 짓기

친구
양손 잡고 흔들며 웃기

> 쌍긋 : 다정하게 얼핏 눈웃음치는 꼴

'웃는 놈 떡 하나 더 준다'

떡 하나 만이 아니라 만복이 손짓할 것이다. 태초에 인간은 어떤 미소를 지었을까? 잠시! 아담과 이브가 되어 생명과를 따먹으며 얼굴 가득히 웃음과 함께 행복을 담아보자. 물처럼 흔하다 보니 그 가치를 잊고 인색하게 살아온 지난날을 뒤로 한 채 웃음바다에 몸을 던져 다이빙해보자. 풍덩 소리와 함께 만병통치약이 전신을 적실 것이다.

쵸발님初發心 : 〈불교〉 보리님을 쳐음 일으킴

처음 마음으로 다시 돌아가면 새로운 길이 보일 것이다. 진아眞我 진짜 나를 만나자.

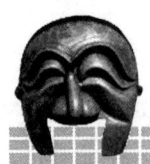

2. 훈련, 도전 그리고 꿈

웃음은…

① 웃음은 수양이다.
② 웃음은 명상이다.
③ 웃음은 +언어다.
④ 웃음은 운동이다.
⑤ 웃음은 행동이다.
⑥ 웃음은 놀이다.
⑦ 웃음은 휴식이다.
⑧ 웃음은 의지다.
⑨ 웃음은 사랑이다.
⑩ 웃음은 감탄사다.

'리얼라이즈' realize

　'자각한다', '이해한다' '현실화한다'

"성공을 원한다면 실패율을 두 배로 높여라."
- 토머스 왓슨 1세, IBM 창업주

"어디 한번 웃겨보시지" 행복을 겉으로 표현할 수 있는 것이 있다면 이는 바로 웃음일 것이다.

프랑스에서는 음식점의 종업원들이 일을 시작하기 전 거울을 보며 웃는 얼굴을 연습하고 시작 한다. 이들은 웃는 얼굴이 손님을 부르고 성공을 부른다는 것이다.

"이제는 경영도 can(할 수 있다)에서 fun(재미)으로 변하고 있다." 시대가 변하고 있다.
"미소가 준비되지 않으면 가게 문을 열지 말라"
- 유대인 속담

"웃지 않는 사람은 장사하지 말라"
- 중국 속담

스마일 트레이닝 7단계

1단계 : 공기를 뺨 안 쪽에 넣고 머금은 공기를 상하좌우 움직인다.

2단계 : 눈의 표정을 매력적으로 만들기 위한 시늉을 한다. 눈썹을 올렸다. 내렸다

3단계 : 갓난아이를 웃게 하는 시늉을 하면 눈이 웃게 된다. 우루루 깍~꿍

4단계 : 뜨거운 국물을 한 숟가락 퍼서 훅~ 부는 시늉을 하며 천천히 복식호흡 한다.

5단계 : 양손가락으로 입술을 중심으로 얼굴전체를 문지르며 맛 사지 한다.

6단계 : 씨~익, O~K 하며 입 꼬리를 귀 쪽으로 당긴다.

7단계 : 우~위스키, 우~하 '우' 입술을 모아 앞으로 길게 '하' 하마 입처럼 크게 벌리며 얼굴 전체를 스트레이칭 한다.

"인간의 위대한 힘은 약점을 극복할 때 생긴다."

하루를 잘 웃는 비법

1. 하루의 시작을 미소명상으로 시작한다.

기상과 동시에 명상 또는 기도 후 희망차게 펼쳐진 하루를 향해 미소를 쏘아라.

거울에 비친 정말 멋진 모습에 활짝 웃어보며 문을 나서면 하루의 반은 성공한 것이다.

행복의 비밀은 먼 곳에 있지 않습니다.

2. 하루에 10번 이상 웃기로 다짐한다.

할 수만 있으면 웃어야지! 천만에 집밖을 나서는 순간 웃음도 둑이 기다릴 것이다.

주먹을 불끈 쥐고 입을 꾹 다물고 미소를 지으며 나와 약속하자. '꼭 웃어야지!'

3. 웃음을 훈련과 운동으로 받아들인다.

웃음은 투자한 시간에 비해 그 효과는 광범위 하다. 운동으로 받아드리면 평온하게 웃을 수 있다. 자연스럽게 느껴질 때까지 수백 번 혹은 수천 번 반복하세요! 이렇게 하면 내적인 힘과 더불어 인간관계를 비롯해 많은 문제가 잘 풀려나갈 것이다. 방법은 단순하지만 인생의 위기들을 유연하게 넘어갈 수 있도록 안내해 줄 것이다.

4. 하루에 한번 정도는 얼굴이 홍시가 되도록 웃는다.

크게, 길게, 아랫배와 온몸으로 마치 춤을 추듯이 체력에 부담 가지 않는 선에서 10초 이상 해보세요! 조만간 힘들이지 않고 2분 이상 웃게 되면 후련함이 뭔지 일상에서의 일탈이 무엇인지 발견하게 된다. 체력이 받쳐주지 못하는 분들은 가벼운 마음으로 무리가 되지 않는 선에서 잔잔하게 웃어도 큰 효과를 체험할 것이다.

봉복절도捧腹絕倒 - 배꼽을 잡고 배가 끊어질 정도로 웃는 웃음

5. 하이파이브하며 웃는 얼굴로 인사한다.

내 손바닥과 상대의 손바닥이 마주치는 순간 따뜻한 생기가 퍼지며 온몸을 휘감을 것이다.

명심하자! 생기를 최대한 길게 가져가자! 좋은 느낌에 집중하면 짙은 먹구름은 지나갈 것이다.

6. 씨~익 미소를 지으며 틈틈이 마음을 정화한다.

소리 낼 필요 없이 입을 다물고 입 꼬리를 당기며 그저 방글 방긋 미소와 함께 눈을 매력적으로 하는 시늉을 하며 얼굴 가득히 웃음이 퍼져나가면 된다. 입 근육만 웃으면서 인사하면 가식적이게 보일 수 있다. 차안에서나 업무 중에 시시 때때로 활용해보자 회색빛 일상이 형형색색의 광채로 빛날 것이다. 소리 없는 웅변이 결과로 나타나듯이 소리 없는 은은한 미소 또한 정겨운 하루로 답례해 줄 것이다.

참된 웃음은 눈과 입주위의 근육을 동시에 움직이는 것이다.
— 프랑스 신경학자 기욤뒤센

파안대소破顔大笑 - 얼굴표정을 한껏 지으며 크게 웃는 웃음

7. 스트레스를 받으면 복식호흡을 하며 미소를 머금는다.

생각을 가다듬고 심호흡을 하는 순간 내 자신이 누구인지 재발견하게 된다.

바쁜 시간 중에라도 내면의 깊은 평화를 '방문' 하자. 기억하고 싶은 특별한 순간들을 최대한 선명하게 떠올리다 보면 차분해지고, 마음의 중심을 잡을 수 있다.

8. 감사했던 순간들을 떠올리며 미소명상 후 잠을 청한다.

취침 전 하루 동안 감사했던 기억들을 떠올리며 환한 미소를 지어보자.

* 웃음은 휴식을 돈다.

웃음도 부작용이 있나요!

고혈압, 천식, 조울증, 정형외과 환자, 중증 척추질환자, 요실금, 간질, 주요 정신의학적 장애, 요통, 만삭인 산모, 쇠약한 환자, 수술환자 기타 등등 주의하세요! 웃을 때 불편함을 느끼면 의사 상담을 받아야 한다. 한번에 지나치게 많이 웃으면 무리가 갈 수 있다.

가족송년모임에 초대되어 유쾌하게 놀이게임을 진행하며 흥겨운 시간이 흐르고 있었다. 드디어 폭소가 많이 터지는 3라운드 소그룹 게임시간 게임요령은 본인 차례가 되면 고개를 좌우로 선택하여 돌리며 무표정한 얼굴로 크게 '꽥' 소리를 지른다.

전달 받은 옆 사람은 웃는 시늉만 해도 탈락이 된다. 입을 꾹 다물고 웃지 않을려고 참는 모습이 더 웃긴다. 서서히 게임에 자연스럽게 몰입과 함께 웃음이 터져 나오면서 온 가족이 하나가 된다.

갑자기 아버지가 뒷목을 잡으며 하~ 하하하하 입주위는 웃고 있지만 얼굴은 몹시 고통 스러워 하며 손을 흔들며 그만 하자는 것이다. 가족들도 웃다가 분위기가 어색해 졌지만 잠시 후 편안한 얼굴로 되돌아 왔다. 이런 분들은 신체의 변화를 살피면서 서서히 몸을 데우며 웃음의 양을 늘려 갈 필요가 있다.

혈압이 높은 사람은 짧게, 자주 웃는 것이 좋다.

안전수칙

1. 겨울에 야외에서 웃음운동을 할 때는 오전 보다는 햇살이 따뜻한 오후에 해야 한다.
   목이 약하면 마스크를 쓰고 훈련한다.
2. 실내에서는 환기를 시키고 한다. 오염되지 않는 신선한 공기를 마시자.
   여름철에는 에어컨을 겨울철에는 강의실 창문을 닫고 카페트 위에서 온풍기를 틀어놓고 웃음 세미나를 하는 모습을 종종 본다. 웃음 운동을 하게 되면 산소흡입량이 2배 이상 많아지는데 엔돌핀은 나오겠지만 백혈구들이 좋아할 리가 없다.
   과식하면서 다이어트운동 하는 것과 다를 바가 없다.
3. 목에서 나온 웃음은 목에 상처를 입힐 수 있다. 아랫배로 웃는다.
4. 가족들의 협조가 필요하다.

얼굴 근육 스트레이칭으로 눈썹을 이마 주름이 깊숙이 생길 정도로 최대한 위로 치켜 올린 채 열까지 센다. 그런 다음 입을 최대한 벌린 상태에서 열까지 센다. 한 번에 2분씩

- 클로포드 컨 박사 〈미국 루이빌 대학의 심리학과 교수〉

의미

우리가 존재할 확률은 몇%나 될까? 출생과 더불어 죽음이라는 시한폭탄을 의식하며 살아야 하는 인류의 운명, 과연 죽음이 곧 종말인가? 도대체 이 모든 것의 진실은 무엇인가? 어째서 아무것도 없고 무엇인가가 존재하는가? 없는 것이 더 자연스럽지 않나요? 그렇다면 우리는 무엇을 위해 살아야 하는가? 쌩뚱 맞은 질문을 던져본다. 나는 언제 어디서 어떤 모습으로 퇴장을 하게 될까? 허무주의는 이런 인식에서 태동 한다. 그 결말은 처참하다. 뒤늦게 벗어나려고 몸부림 쳐 보지만 오랜 동안 굳어버린 뇌의 시스템을 교체하는 작업이 만만하지 않다. 하지만 골든 벨을 울리는 그 날까지 믿음을 가지고 흐트러진 유전자를 질서 있게 맞추는 작업을 지속적으로 반복하자. 유전자는 변질되는 속도보다 회복되는 속도가 10배 이상 빠르다. 거대한 우주보다 더 넓고 더 멋진 초월적인 세계가 있을 것 같은 믿음이 자라날 수 록 더 많은 웃음을 만들어 낸다. 있으면 좋고 없으면 말고 하는 삶은 공허하다. 웃음 훈련도 해봐서 효과 보면 다행이고 안 되면 말고 라는 반신반의하는 마음으로 시작하면 3일을 넘기기 힘들다. 3개월 이상을 지속하기 위해서는 신념을 가지고 도전해야 한다. 에베레스트를 등반하는 산악인의 각오로 올라야 한다. 죽기 아니면 살기다. 벼랑 끝을 올라가야 산다.

죽기 전에, 알려지지 않는
가장 사나운 길을 걷도록 하라.

— 브라이스 코트니

꿈이 없고 위험이 따르지 않는 삶은 옹색하기 짝이 없다.

안경

종마다 다른 세계를 살고 있고 종마다 다른 안경을 쓰고 있다. 두더지, 박쥐, 황소, 금붕어

우리가 보고 있는 세계는 원래의 모습이 아니라 우리가 태어날 때부터 쓰고 있는 안경 색깔 때문임을 이해한다. 우리는 우리가 인식하는 틀에서 대상을 볼 수밖에 없다. 똑같이 초승달을 바라볼 때 내가 보는 방식으로 다른 사람들이 볼 거라고 착각하는 경우들이 많이 있다. 웃음에 대한 관점 또한 사람마다 많이 다르다. 웃음안경을 쓰고 세상을 바라보면 웃을 일이 많아진다. 침침한 회색 안경을 화려한 빨간 안경으로 바꿔 끼어 보자. 흑색물감으로 물 드려진 세상이 빨강 장미꽃이 만발한 별천지로 보일지 모를 일이다. 우리가 보는 세상은 우리 눈에 의해서 보이는 것이라 할 수 있다. 상투적이고 습관적인 시선과 감각을 예리하게 비틀

어볼 때 잠들어 있던 세상이 기지개를 펴고 깨어나 경이로움 속에서 살고 있음을 깨닫게 될 것이다.

우리는 사물을 있는 그대로 보지 않는다. 자기 식대로, 자기가 보고 싶은 대로 본다.
- 어내이스 닌 〈에세이스트, 여성작가〉

우리에게 보이는 세상은 우리 인식이 낸 산물이라고 할 수 있다.
- 칸트

삼각형

삼각형을 그릴 수 있는 사람을 찾습니다. 우리는 대부분 삼각형 비슷한 것을 삼각형이라고 한다. 여기도 짜가 저기도 짜가 짜가 들이 활보하는 세상에서 살아가고 있다. 하지만 진짜 삼각형과 짜가 삼각형은 서로 관련을 맺고 있다. 진짜가 없었다면 짜가도 없었을 테니까요! 우리 눈에 보이지 않는다고 해서 없다고 단정 지을 수는 없다. 웃음 또한 진짜 웃음을 찾아가는 짜가 인생들의 애타는 몸부림이다. 병이 건강의 결핍에서 오는 것이라면 스트레스로 인한 질병도 건강한 웃음의 부재로 초래된 결과다.

선이 없는 자리가 악이듯이 보다 넓고 보다 큰 세상을 만날 것을 기대하며 드넓은 하늘에 웃음 삼각형을 그려본다.

비판

비판과 토론이 막혀 있는 경우에 하나의 진리는 어떠한 결함도 없는 것으로 신격화됩니다. 그래서 진리는 자기도취에 빠지고 부패하기 시작합니다. 그런 오만한 진리는 설명할 수 없는 것이 생기더라도 자신의 결함을 인정하지 않죠. 자기에 대한 비판을 진리의 적으로 몰아서 추방합니다.

브루노는 그래서 화형장에 끌려간 거죠. 진리를 주장하는 사람을 불태운다고 진리가 같이 불타서 재로 변할까요?

진리를 주장하는 사람이 밉다고 해서 그 사람을 미워하거나 폭력으로 그를 없애려고 하는 일은 얼마나 무모합니까? 자기의 진리로 다른 사람의 진리를 없애려고 하기 전에 자기 진리가 얼마나 비판을 잘 견딜 수 있는지 한번 살펴보는 것이 좋지 않을까요? 플라톤은 가장 많이 비판 받기 때문에 훌륭한 철학자인 것입니다.

박영욱 교수의 강의 〈철학마을을 찾아서〉

걸음마를 시작한 웃음치료도 비판을 끌어안고 발전해 가기를 소망한다.

신념이 부족하면 도전에 맞서기가 두려워진다. 그래서 나는 나

자신을 믿었다.

- 무하마드 알리

언어

말이 주인일까요! 말을 하는 사람이 주인일까요! 그 동안 말은 심부름꾼 역할을 충실히 해왔다고 당연히 생각했다. 우리는 말의 질서 안에서 자유롭게 표현 한다. 말은 더 이상 우리의 하인이 아니죠.

우리는 말 배달부에 지나지 않습니다.

사실 보기에는 언어라는 것이 인간에 의해서 누군가가 먼저 만들어 낸 것이고 그것이 유포되어서 언어라는 것이 나왔을 것이라고 생각 할 수 있는데 사실 쫓아가다 보면 언어라는 것은 기원이 없어져 버린다는 절묘한 현상 아이러니를 보여주게 된다. 기원의 자리는 텅 비어 있습니다. 이처럼 언어의 기원이 없다는 지적은 '기원'에 대한 질문에도 적용될 수 있습니다. 구조가 역사에 앞선다.

박영욱 교수의 강의 〈철학마을을 찾아서〉

우리는 매일 진열되어 있는 언어들을 선택하여 입을 통해 전달한다.

말에도 생명이 있다는 것을 기억하자. 하하하 호호호 히히히

헤헤헤

  변화를 원하는 사람들은 처음에는 특정한 습관이 생기게 된 원인이 무엇인지 알아내기 위해 골몰하게 된다. 그러나 문제의 해결은 습관의 '원인'을 밝혀내는 일이 아니라 변화를 위한 지속적인 노력이다. '원하지 않는' 모습을 생각하지 말고 '원하는' 모습에 초점을 맞추어야 한다.

  담배 끊기가 그토록 어려운 이유는 무엇인가를 얻거나 성취하는 데에 초점을 두는 것이 아니라, 포기하거나 끊으려는 데에 초점을 두기 때문이다. 뇌는 우리가 집중적으로 생각하는 그대로를 우리에게 제공하므로, 비록 끊기 위해서임에도 불구하고 계속 담배에 대해 생각하면 결국 담배를 피우고 싶은 마음이 들게 된다.

  훌륭한 예술가나 건축가, 디자이너, 심지어 미용사들까지 각자 성취하고 싶은 미래의 모습을 꿈꾸지, 되고 싶지 않은 모습을 상상하거나 그 모습에 초점을 맞추는 사람은 거의 없다.

  습관이 가느다란 실에 묶여졌다고 생각해 보자. 이 실을 끊기는 누워서 식은 죽 먹기다.

  습관을 바꾸는 사람들은 성공하기 위해 온갖 노력을 기울이며 성공을 위해서라면 무슨 일이든 한다.

  나는 성공할 수 있고, 또 성공할 것이다.

                    - 저자 : 피트코엔 〈사소한 습관이 운명을 바꾼다〉

우리는 일생 동안 무언가를 선택 하며 살아간다. 생각 또한 선택의 결과물이다. 보기 싫은 사람을 잊으려고 하면 할수록 계속 상상 속에 나타나 약을 올린다. 정원의 잡초를 제거하는 가장 지혜로운 방법은 꽃을 심는 것이다. 단호한 의지를 가지고 내 삶을 행복하게 해주는 사람을 바라보자. 불행하지 않으려고 애쓰지 말고 웃으면서 행복을 일구어가자.

남성 환자들이 발기 문제에 대해 애를 끓이면 끓일수록 성공 가능성이 낮아졌다. 그러나 그러한 노력을 중단했더니 오히려 성교가 가능했다고 한다. 성공은 마음을 비워야한 찾아온다.

- 심리학자 빅터 프랭클

자동차와 비상등 증후군

"나는 아프고 싶지 않다." 그들은 아프게 된다. "나는 다치고 싶지 않다." 이윽고 그들은 다치게 된다. 당신의 관심과 에너지를 원하는 것에 집중하라.

"낙천주의자들이 염세적인 사람들보다 높은 성취도를 보인다. 낙천적인 야구팀과 농구팀은 경기에 패배하더라도 염세적인 팀에 비해 다음 경기에 훨씬 더 잘해낸다"

- 심리학자 마르틴 셀리그만

저는, 우리가 두려워할 것은 오로지 두려움 그 자체뿐이라는 확고한 믿음을 무엇보다도 앞서 역설하는 바입니다. 두려움은 후퇴를 전진으로 바꾸는 데 필요한 노력을 마비시키는, 무어라 표현할 수 없고 이치에 맞지도 않으며 합당한 근거도 없는 바로 그런 두려움입니다.

- 미국 제32대 루즈벨트 대통령 취임연설 중〈1933년 3월 4일〉

동방예의지국

웃지 말랬지, 또! 히히덕 거린다. 언제 철들래? 왜 웃어? 싱거운 사람 같으니 사람들은 웃음을 미숙한 일로 여긴다. 외국관광객들이 지하철을 타면 무섭다는 얘기를 한다. '한국에 안 좋은 일 있어요! 불쾌해요!' '속마음이 중요하지' 그러나 그들은 마음 알기 전에 이미 떠나버린다. "한국 가지 말아요! 기분 나빠요! 동방예의지국이라면서 예의가 없어요!" 정이 듬뿍 담은 미소가 바로 서는 그런 나라, 웃는 얼굴이 관광 상품이 될 수 있는 나라, 진짜 동방예의지국이 어떤 것인지 보여 줄 수 있는 나라, 그런 나라에서 넉넉한 정을 나누며 살고 싶다.

나부터 실천하자. 씨~익

운동의 80%는 호흡이다. 웃음은 내쉬는 날숨이 길고 강도가 세다는 점에서 짧은 시간 안에 큰 효과를 기대할 수 있다. 손으로 피부와 근육을 마사지 하듯이 웃음은 내장을 마사지 해준다.

웃음 찾아 일상 속으로……

1. 웃음운동 하자.
며칠은 힘들다. 오랜 동안 딱딱하게 굳어버린 얼굴 근육들은 좀처럼 협조하지 않고 저항할 것이다. 내가 살아가는 방식과는 거리가 멀 다고 일찍부터 결론 내리지 말자. '궁하면 통 한다' 처음의 어색함은 친밀함으로 바뀔 것 이다. 익숙한 습관을 변화시키는 일이 힘들다는 것을 잘 안다. 하지만 의지를 가지고 이겨내야 한다.

2. TV, 라디오를 효과적으로 활용하자.
미국에서는 드라마 작가는 1명 시트콤 작가 10명이나 될 정도로 유머와 웃음을 폭발하는 작업이 그 만큼 난이도가 높다. 높은 만큼 유익하다. 라디오는 FM95.9를 추천한다. 다양한 웃음을 접할 수 있다.

석종 : 얘들아! 개그콘서트 보자.
큰딸 : 싫어요! 이번에는 재미없단 말이야! 드라마 보자! 아빠!
응

점잖은 분들 중에는 개그를 시청하면서 유치하다고 비웃는다. 크고 긴 웃음을 경제적으로 환산하면 얼마의 가치가 있을까? 200만원….

3. 가끔 아이들처럼 놀면서 동심을 즐기자

창조적인 작업을 하는 사람들 중에는 괴짜들이 많다. 새로운 발상은 순진무구한 태도로 돌아갈 때 나온다는 것을 잘 알고 있기 때문이다. 아이들은 노는 데 천부적인 재주가 있다.

"지금까지 가장 위대했던 발명은 어린아이의 마음입니다!"
- 토마스 에디슨

4. 분위기 좋은 사람과 어울리자

불만을 터트리며 진수성찬을 먹는 것 보다는 물 한잔을 마시더라도 더불어 웃음을 터트릴 수 있는 벗을 자주 만나는 것이 건강에 유익하다.

만나서 즐거움을 주는 사람과 어울리자!

정직하게 물어본다. 나는 즐거움을 주는 사람인가?

5. 나를 향해 웃자

나를 위해 시간과 돈을 투자하자! 인생은 짧다.

'왜 남들한테 신경을 쓰지?'

"뭔가 신나는 일 없을까?" 재미를 찾아 짐을 꾸리자!
일에 묻혀 사는 개미보다는 삶의 축복을 노래하는 베짱이가 더 멋져 보인다.

화풀이나 한풀이가 아닌 하풀이가 스스로의 영혼을 단련시키는 진정한 건강의 열쇠다.

이기겠다, 꼭 이기겠다고 마음먹어라.
이기겠다는 생각이 없으면
전쟁은 이미 진 것이나 다름없다.
- 잔 다르크

태산泰山이 높다하되
양 사 언

태산泰山이 높다하되 하늘 아래 뫼이로다.
오르고 또 오르면 못 오를 리 없건마는
사람이 제 아니 오르고 뫼만 높다 하더라.

주제 -노력의 실천을 강조함

▶▷ 배경

이 작품은 사실적인 감각을 살리기 위해 현존하는 산(뫼)의 이름을 빌려 내용을 구성하고 있다. 예로부터 '태산'은 중국 산동山東에 있는 높고 큰 산으로 알려져 있다.

▶▷ 이해와 감상

어렵고 힘든 목적이 있다면 그것을 향해 천천히 성실하게 단계를 밟아 나가야 한다.

그러나 대부분의 사람들은 직접 실천으로 옮겨 보지도 않고서 어렵다는 생각만으로 도중에 포기하거나 기피하려고 한다.

이 작품은 아무리 힘들고 어려운 일일지라도 스스로 꾸준히 노력하면 필경에는 성공을 거두고야 만다는 교훈을, 높고 큰 태산에 오르는 것에 비유하여 시사하고 있다.

출처 : http://kikim.co.kr/5ta01.htm

"거북이를 보라.
그는 목을 내밀고 있을 때만 전진한다."

얼굴

얼굴이란 배우에게 가장 기본적이며 중요한 표현 수단의 하나이다. 일반적으로 얼굴의 모든 근육을 손쉽게 풀기 위해서는 평상시의 생활에서 웃는 것이 가장 좋은 방법이다. 얼굴에 웃음이 있으면 자연스럽게 근육도 풀리면서 표현력을 띄게 된다. 그 반대의 경우는 물론 얼굴 근육뿐 아니라. 다른 신체의 모든 부분이 긴장되면 때에 따라 신경 쇠약이나 위장 장해에까지 도달할 수 있다.

특별한 훈련을 하지 않더라도 항상 웃고 다니는 배우는 얼굴의 표현에 충분히 자신감을 가질 수 있다. 또한 훈련을 통해서 배우는 자신의 얼굴을 정확하게 알고 있어야 한다.

웃을 때 어떤 근육이 움직이고 찡그릴 때는 어떻게 변하는가를 자신의 관찰을 통해서 알고 있어야 한다. 얼굴을 이해할 수 있는 간단한 훈련은 다음과 같다. 배우들이 눈을 감거나 혹은 뜬 상태에서 우선 자신의 얼굴을 자세히 관찰한다. 즉 손으로 하나씩 더듬으면서 얼굴의 모든 부분에 퍼져 있는 뼈의 구조와 근육을 관찰한다. 또한 다양한 표정을 지으면서 똑같이 만지면서 관찰한다. 거울이 있다면 거울을 보면서 자신의 얼굴이 어떻게 움직이는가를 관찰할 수도 있다.

— 김 균형 〈연기 훈련 백 서른 두가지〉

얼굴의 "얼"은 사고와 정신을 의미하며 "굴"은 '본다' 라는 뜻을 가지고 있다.

'가던 길을 끝까지 가야 내 길이 보인다' - 동국녹담

생쥐 두 마리가 우유통에 빠졌다.
우유통의 입구는 너무 높아서
생쥐들은 다시 기어 올라올 수가 없었다.
익사 직전에 놓인 두 마리의 생쥐는 있는 힘을 다해서
버둥거렸다.
한동안 다리를 휘젓던 생쥐 중의 한 마리는
결국 희망을 잃은 채 모든 것을 포기하고
우유에 빠져 죽고 말았다.
그러나 남아 있던 다른 한 마리의 생쥐는
마지막 남은 힘을 다해서 다리를 휘저었다.
기진맥진하여 이제는 꼼짝없이 죽겠구나 하고 생각하는 순간,
휘저어진 우유가 버터로 변하기 시작했다.
단단하게 굳으면서 부풀어 오르는 버터를 딛고,
생쥐는 무사히 우유통을 빠져 나올 수 있었다.
마지막 순간까지 희망을 버리지 않고 싸우는 사람에게는
삶의 길이 열리는 법이다. '뜻이 있는 곳에 길이 있다'는 말은
우리를 위로하기 위해 괜히 지어낸 말이 아님을 명심하시길.

— 알렉산드로 조도로프스키 지음 〈행복한 바보성자 물라〉

절체절명의 순간에 포기라는 단어는 달콤한 사탕과 같다. 쪽쪽 빨아 먹으면 인내심을 잃고 종국에는 허물어진다. 사고의 전환이

필요하다. 당신이 할 수 있는 일을 하고, 그 다음은 하늘의 뜻에 맡겨라.

"꼭 필요한 일부터 시작한 다음 가능하다 싶은 일을 해보라. 어느 사이엔가 불가능하다고 생각하던 일을 하고 있을 것이다."

– 성 프란체스코

일기

비관주의자는 10대 일기와 70대 일기가 똑같았다.

비관주의자는 45세부터 몸이 나빠지고 낙관주의자는 60세도 건강하다.

치매에 걸린 수녀들의 일기를 분석해 본 결과 내용이 전반적으로 부정적이고 어두웠던 반면에 건강하게 활력 있는 생활을 하는 수녀들의 일기는 긍정적이고 밝았다는 연구 결과가 나왔다. 종합병원 약사였던 차분한 이미지의 할머니가 있었다. 결혼을 하지 않는 노처녀 할머니로 아들을 입양하여 정성껏 키워서 장가를 보냈는데 이 아들이 어머니를 대하는 태도가 바뀐 것이다. 그로 인한 정신적인 충격이 얼마나 컸을 지를 짐작 할 수 있었다. 병실에서 숟가락에 밥을 떠 먹여 드리면 "고맙습니다. 선생님도 드세요!" 옆자리에 함께 치매에 걸린 할머니가 먼저 먹은 후 매번 밥을 뺏어가도 초연하다. 성격이 유순하신 할머니 마음이 얼마나 상했으면 이렇게 까지 정신을 빼앗겼을까! 안타까운 마음에 정성껏 밥을 떠서 드린다. 재앙은 누구에게나 예기치 않게 닥친다. 웃음은 위기를 준비하는 훈련이다.

한 번사는 인생의 노선을 잘 타면 영원한 노선을 탈 것이다.
노만 브링커라는 전설적인 레스토랑 사업가 " 매일 운영을 새롭게 하고 힘을 불어넣어라. 그리고 변화를 두려워하지 말라."

인디언들은 비가 오지 않으면 주술사를 찾아가 기도를 부탁하면 100% 비가 온다고 합니다. 과연 비법은 무엇일까요! …. 비가 올 때까지 기도한다.
웃음보가 부풀어 올라 '뺑' 터져 엔돌핀 폭포수가 전신을 흐를 때까지 웃음 훈련을 반복하고 반복하자.

"항구에 정박한 배는 안전하다. 그러나 배가 만들어진 것은 그것 때문이 아니다"

— 그레이스 하퍼

"이제 만일 여기서 번뇌를 소멸하고 / 미혹과 거짓의 세계를 벗어나는 / 길을 찾지 못한다면 설령 이 몸이 / 가루가 된다 해도 이 자리를 / 떠나지 않으리라"는 굳은 결의로 석가모니는 6 년 간 고행했다.

감정노동

얼마 전 SBS-TV '그것이 알고 싶다'를 시청하면서 감정노동으로 인한 고통을 호소하는 사례들을 접하게 되었다. 대형 할인점에서 근무한 여성은 근무성적이 우수하여 고객만족센터로 승진하여 부서를 옮겼는데 그때부터 문제가 발생한 것이다. 욕설을 퍼붓고, 삿대질하고, 물건을 얼굴에 던지는 사람들, 너 왜! 안 웃냐, 너 왜 말 안 해, 되풀이 되는 악몽. 겉은 웃지만 속은 새까맣게 타버린 것이다. 일명 불량고객(하인처럼 부리는 일부 고객)에게 매일 시달리는 시간이 한달 두 달 1년 동안 지속되면서 어느 순간 우울증, 공황장애, 대인공포증과 같은 고통을 이기지 못해 직장을 그만 두었다. 하지만 회사를 떠났지만 고통은 끝나지 않았다.

애 띤 얼굴에 환한 미소가 인상적인, 외래에서 근무하는 6년차 간호사도 마찬가지로 사람들의 욕설로 인한 시달림으로 감당하기 힘든 삶을 살아가고 있었다. 울컥하는 맘에 말대꾸를 하면 '밥맛이야' 언제부턴가 폭식을 하고 구토, 탈진 하는 날들이 계속되었다.

채널(감정 채널) 하나만 갖게 되면 문제가 생긴다. 다른 채널로 해결해야 한다.

기업은 근로자들의 스트레스를 관리해야 한다.

- 산업 안전

'스마일 우울증'에 웃음치료가 또 다른 대안으로 떠오르고 있다. 얼굴로 웃고 마음으로 웃고

'풍선이론'
유쾌한 환경에서는 영업 실적도 오르고 생산성도 향상된다.

웃음의 양을 증폭하는 방법은 의외로 간단하다.
하나 : 미소, 웃음의 여운을 최대한 늘려라.
둘 : 즐거울 때의 인생을 반추反芻하자.

라다크의 웃음

처음에 나는 라다크 사람에게 웃음이 많고, 분노나 스트레스가 없는 것은 그들의 가치관과 종교 때문일 것이라고 생각하였다. 물론 그러한 것들이 중요한 역할을 하였다. 그러나 나는 점차로 그 사회를 형성하는 외부구조, 특히 규모가 똑같이 중요하다는 것을 알게 되었다. 그러한 구조는 개인에게 깊은 영향을 미치고, 또 그 개인의 신념과 가치관을 강화 하였다. 내가 라다크에 도착했을 때 내게 강한 인상을 준 것 하나는 여자들의 커다란, 아무런 거리낌없는 미소였다. 그들은 자유롭게 돌아다니고 개방적이고

조금도 자의식이 섞이지 않는 태도로 남자들과 얘기를 하고 농담을 했다. 사랑과 우정이 있지만, 그것은 격렬하거나 구속을 주는 것이 아니다. 한사람이 다른 사람을 소유하는 것이 아니다. 나는 일년 동안 어디에 가 있다가 돌아온 열여덟살짜리 아들을 만나는 어머니를 본 일이 있다. 그녀는 아들이 보고 싶지 않았던 것처럼 놀라울 만큼 평정해 보였다.

나는 이런 행동을 이해하는 데 오랜 시간이 걸렸다. 만족감은 자신의 삶의 흐름의 일부임을 느끼고 이해하면서, 긴장을 풀고 그 흐름과 함께 움직이는 데서 온다. 당신이 먼길을 막 떠나려 하는데 비가 쏟아진다고 해서 비참한 기분이 될 게 뭐 있는가? 아마도 더 좋을 것은 없겠지만, 라다크 사람들의 태도는 그렇다고 해서 "불행할 게 뭐냐?" 아마도 라다크가 주는 가장 중요한 교훈은 행복과 관련된 것일 것이다. 그것은 내가 더디게 배운 교훈이다. 여러 해가 걸려서 선입견의 여러 층을 벗겨내고 나서야 나는 라다크 사람들의 기쁨과 웃음을 제대로 보기 시작했다. 그것은 삶 그 자체를 순수하고 구김 없이 받아들이는 일이었다.

라다크에서 나는 마음의 평화와 삶의 기쁨을 누리는 것을 타고난 당연한 권리라고 생각하는 사람들을 알게 되었다. 나는 공동체와 땅과의 긴밀한 관계가 물질적인 부나 고급기술과는 비교도 할 수 없이 인간의 삶을 풍부하게 만들 수 있음을 보았다. 나는 삶의 다른 길이 가능하다는 것을 알게 되었다.

– 오래된 미래의 저자 헬레나 노르베리

'야! 이 마을에서 살고 싶다.' '세상에 이렇게 사는 방법도 있구나!'

꿈

꿈을 찾는 인생들이 웃음을 찾아 먼 길을 오고 있다네!

희망의 빛을 찾는 인생들이 별빛을 따라 온다네!

그 한가운데 웃음마을이 있다네!

각고의 노력 끝에 새로운 모양의 웃음조각을 발견하자

탄성을 지르며 좋아 한다네!

꿈 ★ 을 현실로 만들어 낼 수 있는 창조적인 분들을 찾고 있다네!

함께 밑그림을 그릴 수 있는 다양한 분야에

실력을 겸비한 선한 분들을 만나고 싶다네!

psjrec@naver.com

평화, 희망, 그리고 사색

"사물은 변화지 않는다. 우리가 변하는 것이다.

– 헨리 데이빗 소로우

"자존심을 유지하기 위해서는 가끔 찬사가 필요하다. 그러나 아무도 찬사를 보내지 않는다면, 자신이 자신에게 찬사를 보내라."

- 마크 트웨인

로마의 시인 호라티우스의 말을 빌리자면, "삶의 길이 가파를 때에도 마음가짐은 수평을 유지하라."

애기의 웃음

서 정 주

아가의 천진한 눈망울로 세상을 보는 훈련을 하자.
참 따뜻하다.

애기는 방에 든 햇살을 보고
낄낄낄 꽃 웃음 혼자 웃는다.
햇살에 애기만 혼자서 아는
우스운 얘기가 들어 있는가.

애기는 기어가는 개미를 보고

또 한번 낄낄낄 웃음을 편다
개미네 허리에도 얘기만 아는
배꼽 웃길 얘기가 들어있는가.

얘기는 어둔 밤 이불 속에서
자면서도 낄낄낄 혼자 웃는다.
잠에도 꿈에도 얘기만 아는
우스운 하늘 얘기 꽃 펴 있는가.

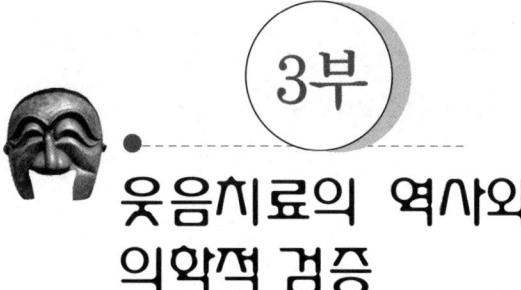

3부
웃음치료의 역사와 의학적 검증

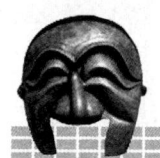# 1. 웃음치료 창시자

 웃음운동은 배움이 많거나 적거나 돈이 있거나 없거나 누구나 쉽게 접근 할 수 있으며 효과는 놀랍다.

 꿩 잡는 것이 매라면 스트레스로 인한 병은 웃음 사냥법이 으뜸이다. 경직된 얼굴상을 유연한 상으로 바꾸기 위해서는 강한 의지가 필요하다. 먹는 보약의 맛은 쓰기 때문에 인상도 쓰지만 즐기면서 먹는 웃음보약은 맛이 좋아 꼬깃꼬깃 구겨진 겉 인상과 속을 활짝 펴준다. 웃음과 결혼하자. 밑도 끝도 없는 형벌의 바다를 항해하는 일생을 기쁨의 단비로 적시어 줄 것이다. 그 동안 철학, 종교, 심리학, 문학에서 웃음을 만났지만 이제는 몸의 치유로 접근하고 있다. 과거를 돌이켜 보면 인간이 날개를 달고 달나라에 발을 내딛을 수 있을 거라고 누가 감히 상상이라도 했겠는가? 웃음 운동도 시작할 때는 황당하게 보일 수 있지만 웃음에 전념하고 투자 하다보면 어느 순간 달나라를 지나 건강과 행복의 나라로 여행하게 될 것이다.

"왜! 웃음치료 참석안하세요!" "항암제 치료중이에요! 엊그제까지 활기가 넘치던 분인데 마치 닭 병 걸린 것처럼 온몸에 기운이 없다. 웃음은 내 안에 항암제다.

웃음치료 창시자

노만 커전스(Norman Cousins)는 미국의 언론인 이었는데 1964년 500명에 한 명 살아 날 수 있는 강직성척추염이라는 희귀병에 걸린 것이다. 좌절을 딛고 웃음과 유머, 코메디 비디오를 보면서 포복절도 하며 웃었는데 통증이 사라지는 놀라운 체험을 한 뒤로부터 웃음요법을 적극 활용하여 불치병에서 몸과 마음이 해방되었다. 75세 까지 건강하게 살았으며 말년의 12년은 미국 로스앤젤레스의 캘리포니아대(UCLA) 의과대학의 교수로 초빙되어 웃음과 유머가 건강에 미치는 영향을 가르쳤다.

노먼 커전스에 관한 글을 처음 접했을 때 납득하기가 어려웠다. 고개를 갸우뚱거리며 웃음이 뭐 길래 질병이 치료 된다는 것인가? 이해가 되지 않았다. 기분전환에 도움이 되지만 웃음이 난치병도 낫게 하는 그런 놀라운 에너지가 있다는 것인가? 여러 해

환자들과 매일 웃음을 만나면서 서서히 웃음의 힘을 알게 되었으며 웃음의 기적을 체험하고 있다.

'웃음은 행복한 사람의 특권이 아니었습니다. 태도였습니다.'
호호 하하하 히히히 '웃자'

고집불통

웃음치료 강의를 하다보면 고집불통인 분들을 만난다. 입을 아예 꾹 다물고 웃지 않기로 작정한 모습이다. 변화를 원치 않는 사람들에게 에너지를 쏟을 시간이 없다. 전염되지 않도록 지혜롭게 거리를 두자. 변화를 원하는 사람을 더 잘 변할 수 있도록 도와주는 편이 더 현명하다.

"돼지에게 노래를 가르치려 들지 말라. 아무 소용도 없을뿐더러 오히려 돼지가 짜증내며 날뛰기만 할 것이다."

유명한 속담으로 직설적이라 미안하지만 어찌됐든 바꿔 입어야 한다. 아직까지는 시간이라는 기회가 있기 때문이다. 하지만 끝없이 기다려 주지는 않는다.

'땡' '땡' '땡' 한번만 더…. 그 많은 기회를 줬는데…. 쯧쯧쯧…. '지금이 기회다'

'내가 웃으면 세계가 웃는다.'

궁극적인 문제

진지한 태도로 진리를 추구하는 한 젊은이가 수년 동안 방황하면서 여러 나라의 스승과 신비주의자와 현자들을 찾아 배움을 청했다. 그러나 궁극적인 답에 대한 갈망은 식을 줄 몰랐다.

여행 중에 그는, 세상을 등지고 히말라야 산꼭대기에 사는 어느 스승이 진정으로 현자 중의 현자라는 소문을 들었다. 열정에 사로잡힌 젊은이는 그 스승의 지혜를 구하기 위해 산을 오르기로 결심했다. 오랜 시간 동안의 힘들고 고통스러운 산행 후에 구도자는 스승의 동굴에 도달했다. 그는 따뜻한 환영을 받았고 소박하지만 영양분이 많은 음식을 대접받았다.

스승은 젊은이가 목숨을 걸고 먼 길을 온 이유를 물었다. "현명한 답을 구하고자 왔습니다." "그렇다면 실망스럽지만 답을 얻지 못하고 내려갈 수도 있다네. 내게는 엄격한 규칙이 있지. 오직 한 가지 질문에만 대답한다네. 그 이상은 절대로 불가능하지."

구도자는 위대한 스승의 발 앞에 엎드린 채 이렇게 말했다. "그래도 괜찮습니다. 저는 궁극적이고 영원한 하나의 질문을 가지고 왔으니까요. 그로부터 모든 문제가 풀릴 수 있습니다." "이보게 젊은이. 어떤 문제인지는 모르겠으나 매우 신중하게 생각했나 보군. 그렇다면 자네에게 기꺼이 답을 들려주겠네. 자네의 질문이 무엇인가?" "제 질문은 이것입니다. 무엇 때문이죠?"

　스승은 깊은 생각에 잠긴 듯 눈을 들어 하늘을 본 다음, 구도자의 눈을 똑바로 쳐다보고 지혜로운 미소를 지으며 이렇게 대답했다. "원인 때문이지!"

도널드 E 시머넥 〈웃기는 과학〉

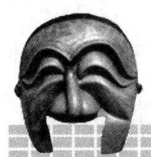

2. 웃음의 어원語源

웃음의 어원은

그리스어로 겔로스Gelos라 한다. 헬레Hele에 뿌리를 두고 있으며 건강이라는 의미가 담겨 있다.

자극

크게, 길게, 아랫배와 온몸으로 쿵짝 쿵짝 3박자에 맞춰서~♪
♫ ♩ ♫ ♩

바늘 가는 데 실 가듯이 몸이 웃으면 마음도 덩달아 웃는다. 아이들은 이유 없이도 웃지만 억압과 부끄러움이 일상화된 어른들은 유머, 개그 등 외부로부터 자극이 와야 잠깐 웃음을 맛본다.

인체는 가공한 웃음과 진짜웃음에 대한 구별을 못함으로 엔돌핀을 생산하는 화학반응이 똑같이 일어난다. 이왕이면 다홍치마, 매력 넘치는 세련된 몸짓과 듣기편한 웃음소리가 하모니를 이룬다면 남 보기도 좋다. 연습하다보면 경직된 얼굴과 몸의 근육들이 차츰 차츰 부드러워지면서 편안한 춤에 빠져 자유로운 웃음과 일체가 되어 색다른 행복감에 가슴이 벅차오르게 된다.

15초 웃어도 12kcal가 소모되고, 윗몸 일으키기를 25번 하는 운동 효과와 같다.

최고의 의사와 치료법은 면역력이다.

- 히포크라테스

웃음이 면역이다.

"웃음은 전염된다. 웃음은 감염된다. 이 둘은 당신의 건강에 좋다."

- 스탠포드 의대교수 윌리엄 프라이스

"당신이 웃고 있는 한, 위궤양은 악화되지 않는다."

- 패티우텐

흉선THYMUS

백혈구 훈련소로 암세포를 파괴하는 기술을 배운다.

T학위를 흉선대학에서 받는데 바로 T임파구다

T임파구는 뇌의 생각에 굉장히 민감하다. 그래서 자가 면역 질병이 생기는 것이다.

T임파구 표면에 안테나가 있다.

T임파구는 몸을 돌아다니는 뇌 조각이다.

웃을 때 흉선 안에 T임파구들을 도와준다.

웃으며 살빼는 법

"매일 30초 ~5분 동안 웃기를 10번씩 하면 식탐이 없어지고 운동욕구가 생긴다."

4년 만에 16kg을 뺀 −케이티 남리보

웃음다이어트의 효과가 알려지면서 웃음클럽이 미국에만 1천여 곳이 생겼으며, 전 세계에 3천여 곳이 성황중이라고 한다.

〈워싱턴 포스트〉지

웃음 운동의 의학적 효과

1. 혈액순환을 보다 원활하게 한다.
2. 심장 근육이 강화된다.
3. 긴장된 근육들을 풀어주고 억압된 감정들을 해방시켜 준다.
4. 두뇌의 신경 세포를 전기력으로 충전시켜 준다.
5. 소화를 돕고 가스나 변비를 줄이고 장腸의 활동을 증대시켜 준다.
6. 근육, 뼈를 강하게 해 준다.
7. 정신력을 예민하게 하고 사고하는 힘을 길러 준다.
8. 용모와 안색을 아름답게 해준다.
9. 칼로리를 태움으로써 수면 중일지라도 신진대사율을 조절하여 과도한 비만을 막아준다.
10. 노화 작용을 억제하고 보다 젊게 해 준다.
11. 정신적인 피곤에 대해서 특효약이다.
12. 두뇌에 의한 엔돌핀 생산을 북돋아 준다. 엔돌핀은 편안한 기분을 느끼게 해 주며 아픔을 덜어 준다.

"난 이 길로 갈 거야!"라고 선포하자.

극단

병든 상상력을 가진 사람들이 많다. 그들의 얼굴은 무표정하며 수마가 쓸려간 마을처럼 늘 찌푸린 상이다. 그들은 순진무구한 어린아이의 웃음과 달리 오싹 소름이 돋는다. 반대의 부류가 있다. 건강을 얻기 위하여 새로운 오락거리들을 찾기 위해 항상 긴장되어 있다. 그들은 흥분에 의존한다.

웃음운동은 건강한 상상력과 절도 있는 삶을 지향한다. 부절제한 삶을 사는 사람들은 웃음훈련을 지속적으로 해내기가 어렵다. 웃음은 자아와의 싸움이기 때문이다. 매일 손을 씻듯 마음을 씻는 사람이 결국에는 '진국'이 된다. 생각을 가다듬은 후 웃음 타월로 전신에 끼어있는 스트레스 때 들을 진하게 밀어보자.

장마철 흐르는 개울물에 머리 뚜껑을 열어 뇌를 빡빡 씻어서 햇빛에 바싹 말려 살균한 후 다시 넣어 버렸으면 하는 마음이 굴뚝같지만 그저 웃을 수밖에 엔돌핀 뚜껑을 열어 자주 소독해주자.

웃음운동의 장점과 단점

▶▷ 장점

하나 : 언제나 애용할 수 있다.

[왜] 내 안에 있기 때문에 마음껏 마실 수 있다. 고갈되지 않고 끊임없이 솟아난다.

둘 : 간단하다. 하 하하 하하하

[왜] 그냥 웃으면 된다. 버려라! 더 이상 버릴 것이 없을 때 까지!

셋 : 재미있다. 혼자서도 잘 놀아요!

[왜] 복잡한 형식 필요 없이 자유롭게 춤에 젖어 웃을 수 있다. 음악이 있어도 좋고 없어도 좋다.

넷 : 짧은 시간 운동량이 충분하다. 화끈하게 웃으면 오장육부가 맛사지 된다.

[왜] 환자들은 누워있는 시간들이 많다. 오장육부를 활성화 시키자.

다섯 : 행복물질 엔돌핀이 나온다.

[왜] 만들어낸 웃음이 잠시 후 진짜 웃음으로 바뀐다.

여섯 : 생각의 폭이 넓고 깊어진다.

[왜] 오해의 자리에 이해가 들어온다.

일곱 : 면역세포가 활성화된다.

[왜] 자연치유력이 극대화 되면서 유전자들이 정상을 찾아간다.

▶▷ 단점

하나 : 처음에는 힘들다.

[해결] 처음부터 쉬운 것은 없다. 반복연습을 빠지지 않고 하

면 외부 자극 없이도 5분 이상 웃을 수 있다.

둘 : 쪽팔리다.

[해결] 웃음의 효과를 경험하면 용감해 진다.

셋 : 미쳤다고 한다.

[해결] 무슨 일이든지 미치지 않고는 성공할 수 없다. 미쳐야 산다.

넷 : 비참한 생각이 든다.

[해결] '이렇게 까지 해서 나아야 되나' 나아야 할 이유가 있다면 한 번 해보자.

무도광증

14세기 중기 중세 유럽 사람들은 흑사병(페스트)으로 인해 전체 인구의 1/3이 죽음에 내몰렸다. 야생의 설치류齧齒類(다람쥐, 쥐, 비버 등)의 돌림병이며 벼룩에 의하여 동물 간에 유행한다. 무도광증이라는 현상이 유럽 전 대륙에 신속히 퍼져나간 시점이 이 때다. 두려움에 떤 주민들이 교회에 몰려들어 여러 날을 쉬지 않고 춤추고 노래하다가 정신을 잃고 쓰러졌다.

왜! 일까? 격렬한 춤과 함께 땀을 통해 독이 몸 밖으로 배출 된다고 믿었기 때문이다. 얼마나 공포에 떨었으면 집단 히스테리에 빠졌을까? 미신적이면서 무지해 보이지만 다른 대안이 없었나 보다. 만성스트레스로 인한 질병이 이 땅을 휩쓸고 있다. 흑사병은 반점으로 나타나지만 스트레스는 다중적인 모양으로 어두운 실체를 드러낸다.

　흑사병은 속전속결이지만 스트레스는 의식이 느끼지 못하게 뼈 속 깊숙이 소리 소문 없이 돌아다니며 생명을 야금야금 갉아 먹는다. 과학자들의 실험결과 우리가 의식하는 스트레스는 5%, 95%가 무의식 심연에 쌓여있다. 흑사병에 죽음의 댄스였다면 스트레스로 인한 현대병에는 물소리 바람소리처럼 생명이 넘쳐나는 소리, 웃음소리가 대안이다.

　웃음은 바보처럼 보이는 것을, 울음은 감상적으로 보이는 것을, 누군가를 알고자 하는 것은 관계의 위험을, 희망은 절망의 위험을, 시도는 실패의 위험을, 삶은 죽음의 위험을 감수하는 것이다.

- 작자 미상

 ## 3. 웃음치료의 의학적 검증

복식호흡

배꼽 밑 9센티미터쯤 부위를 단전丹田이라한다. 호흡법으로 긴장을 풀 수 있다는 것은 의학적으로 밝혀졌다. 단전에는 집중적으로 신경망이 모여 있을 뿐 아니라 부교감신경도 함께 있어서 복식호흡을 하면 부교감신경이 자극을 받아 긴장이 풀린다. 반복되는 스트레스로 긴장을 하면 장이 활동을 멈춤으로 소화불량 및 변비가 생긴다. 쉽게 긴장하는 유형들은 필수적으로 연습해야 한다. 웃음운동의 기본은 복식호흡이다.

▶▷ 간단한 요령

(1) 숨을 최대한 들이 킨 후 순간 적으로 한 번 더 숨을 들이킨다.
(2) 들이킨 상태에서 잠시 머무른 후 들이 킨 호흡에 두 배 정도 길게 내쉰다.
(3) 마지막 공기가 빠져나가면서 기침을 2번 한다.

환자들은 방구석에 혼자 남아 물끄러미 있으면 나쁜 뜻의 상상적 이미지가 엄습하면서 공포와 두려움이 자주 다가온다. 누워서라도 웃음운동과 함께 경쾌하게 몸을 흔들면 마음의 흐름이 바뀐다.

모든 것은 내가 걱정해서 될 일이 아님으로 적극적으로 차단해야 한다. 재수로 좋아질리 없다.

미국의 연구 논문에서 '팔에 난 상처가 아무는 시간이 스트레스를 받은 사람은 24% 더 길다'는 분석이 있고, 통증 환자들에게 한 시간에 두 번 씩 거울을 보고 웃게 하는 처방을 내리는 의사도 있다.

웃을 때 움직이는 광대뼈 근육과 면역을 담당하는 흉선이 밀접하게 연결되어있기 때문에 웃음이 건강에 탁월하다.

― 존 다이아몬드 박사

'백지장도 맞들면 낫다'는 속담처럼 함께 어우러져 조화를 이룰 때 33배 이상 웃음의 양이 많아진다. 억지로라도 웃어보자= "마음이 즐거워야 웃지"라고 반문하는 사람들이 있다.

그러나 억지로라도 웃으면 마음이 밝아진다는 것은 실험적으로 밝혀진 사실이다, 고려대 의대 가정의학과 홍명호 교수는 "웃음에는 안면 피드백 효과와 뇌의 온도 효과가 있다"고 설명한다. 피드백 효과란 눈, 코, 입, 피부 등 감각 기관이 몰려 있는 얼굴의 표정 정보가 거꾸로 뇌에 전달돼 반응을 유도한다는 것,

실제 실험에서도 미간眉間을 좁혀 슬픈 표정을 지을 때와 웃는 표정을 지을 때 심장 박동수에 차이가 나타났다. 그렇다면 지금 당장 이라도 펜 테크닉이라는 심리실험을 해보자.

펜을 입술에 닿지 않게 이로 가볍게 물고 거울을 한번 보자. 웃을 때 주로 움직이는 볼 쪽의 대협골근이 수축돼 코 아래쪽에 미소를 띤 것처럼 보이며 기분이 좋아짐을 느낄 것이다.

홍교수는 "웃음은 바이러스처럼 강한 전파력이 있기 때문에 다른 사람의 마음까지도 즐거운 기분으로 바꿀 수 있다"고 말했다.

중앙일보 2002.5.7. 고종관 기자

1996년 심리신경면역학연구 학회에서 웃으면 면역기능이 강화된다는 연구 결과를 발표해 전 세계 의학계로부터 관심을 모으

기도 했다. 그는 폭소 비디오를 보고 난 뒤 혈액을 뽑아 항체를 조사하는 실험을 통해 병균을 막는 항체인 인터페론 감마호르몬의 양이 200배 늘어났다고 했다. 그는 〈웃음은 대체의학이 아니라 참 의학〉이라고 강조하기도 했다.

- 로마린다 의과대학의 리 버크 교수

"웃음치료를 면역치료와 병행해 암 환자들에게 시행한 결과 첫 진단 때 몇 개월을 넘기지 못할 것이라는 환자들이 몇 년째 정상생활을 하는 효과를 보이고 있다".

- 이병욱 포천중문의대 교수

'웃음은 내적 조깅' 이라는 속담을 인용해 웃음은 순환기를 깨끗이 하고 소화기관을 자극하여 혈압을 내려준다고 소개했다.

- 미국의 존스홉킨스 병원 〈정신건강잡지〉

불임여성을 두 집단으로 나눠 웃음치료 실시〈미국에서 연구〉
웃음치료 받은 집단 임신률 38.5%
웃음치료 없는 집단 임신률 19.8%
결론 : 긍정적이고 여유 있는 태도로 인한 근육경직약화

- SBS 8시뉴스

웃음이 혈류량 늘린다.

웃음이 혈관을 이완시켜 혈류량을 늘어나게 한다는 사실이 밝혀졌다. 미국 메릴랜드 대학 메디컬센터 예방심장의학실장 마이클 밀러 박사는 7일 플로리다 올랜도에서 열린 미국심장학회 학술회의에서 발표한 연구보고서에서 웃음은 동맥경화가 시작되는 곳인 혈관 내피endothelium에 이완작용을 일으킨다고 밝혔다고 헬스데이 뉴스 인터넷판이 보도했다.

밀런박사는 건강한 사람 20명을 두 그룹으로 나누어 한번은 웃음을 자아내는 희극영화를 보여주면서 상완동맥의 혈류량을 측정했다. 또 그로부터 48시간 후 이번에는 전쟁영화를 보게 하고 같은 방법으로 혈류량을 쟀다. 그 결과 희극영화를 볼 때는 20명 중 19명의 혈류량이 평균 22% 증가 했고 전쟁영화 상영 중에는 20명 중 14명의 혈류량이 평균 35% 줄어들었다. 이러한 혈류량의 변화는 영화가 끝난 뒤 30~45분 지속됐다. 밀러 박사는 희극영화 상영 때 나타난 혈류량의 증가폭은 에어로빅 운동과 맞먹는 수준이라고 지적하고 그렇다고 운동을 웃음으로 대신하라고는 할 수 없고 일주일에 3번 운동하고 매일 15분씩 웃으면 상승효과가 클 것이라고 말했다. 웃음이 이러한 효과를 일으키는 정확한 이유는 알 수 없으나 혈관 내피에는 엔도르핀 수용체가 있어서 웃으면 엔도르핀이 분비되고 이것이 다시 혈관 내피를 이완시키는 것으로 생각된다고 밀러 박사는 설명했다. 반대로 정신적 스트레스를 받을 때는 코르티솔 같은 스트레스 호르몬이 분비되면서 혈관 내피세포의 산화질소 방출량을 감소시켜 혈관이 수축된다는 것이다.

— 의협신문 2005년 3월 10일

자가 면역 병

내가 나를 죽이는 병으로 한국 분위기가 스트레스로 인한 자가 면역 병을 키우고 있다.

좁은 땅에 넘쳐나는 인구, 입시지옥, 인터넷 왕국, 남의 일에 간섭, 그로인한 신경성, 목석같은 얼굴, 짜고 맵고, 교통대란, 빈익빈 부익부로 인한 상대적 박탈감, 오염된 공기와 물, 기타 등등 오만가지….

오죽 수질이 오염 됐으면 물을 사먹겠는가? 내 안의 웃음을 끌어올려 마시는 시대가 도래 했다. 달 표면처럼 말라버린 몸 밭에 웃음묘목을 심고 엔돌핀 발전소를 가동하여 바싹 마른 대지를 적셔 나가자. '토끼가 방아 찧고 백조들이 소나무 위에 둥지를 틀 때까지'

T임파구

인간은 누구나 1,000개에서 5,000개의 암세포가 매일 생산되고 있다. T임파구(백혈구의 일종)에 암세포 제거 프로그램이 들어있다. 잘못된 생활습관이 지속적으로 되면 어느 시점부터 T임파구가 작동을 멈추고 결과적으로 암이 발생한다. 점잖지 못하게, 스타일 구겨지게, 나이 때문에, 체면 때문에, 내가 누군데, 누구긴 누구예요! 사회가 만들어 놓은 모습이지

웃을 때 T임파구가 활성화 되면서 헝클어졌던 유전자들이 제자리를 찾아 분주하게 움직인다.

샤란스키

이스라엘의 무역장관 샤란스키는 우크라이나 도네츠크에서 태어난 유태인계로 당시 유명했던 반체제 운동을 하다가 1977년 미국의 간첩이라는 누명을 쓰고 악명 높은 레포르토프 형무소에 투옥되었다. 샤란스키는 소련당국의 미움을 받아 정치범으로 감옥에 갇혔고, 그 중에 16개월 동안은 사형선고를 받고 독 감방 생활을 하기도 했다. 그가 감옥에 갇혀있는 동안 소련 비밀경찰은 끊임없이 그에게 총살당할 것이라고 그를 괴롭히고 협박했다. 샤란스키가 직면한 가장 큰 고통은 공포감이었다. 계속해서 그를 무너지게 하는 비밀경찰의 계산된 심리전에 견딜 수가 없었다. 이런 인생의 가장 어두운 골방에서 그가 발견한 유일한 무기는 바로 웃음이었다. 협박과 공포로부터 그를 이기게 한 것은 어떤 사상이나 이념이 아니라 바로 유머감과 웃음이었다. 그는 총살을 당할 것이라는 두려움에 견딜 수 없었으나 자신을 두렵게 하는

그 사형의 모습을 농담의 대상으로 혼자서 웃음을 만들기 시작했
다. 샤란스키는 후일 그 지옥의 감옥을 벗어나 서방세계로 나온
후에 그 때의 일을 회고하면서 이렇게 말했다.

 "나는 사형장의 모습에 대해 종종 농담하기 시작했다. 아무리
두려운 말이라도 15번에서 20번쯤 되풀이하여 말하면 그 말이
더 이상 위협의 대상이 되지 않는다. 귀는 그 말에 익숙해지고,
그 말은 더 이상 위협을 주지 못하게 된다."

 이런 웃음 덕분에 그는 지상 최악의 감옥에서 9년을 보내고도
건강하게 살아나왔다. 그는 처절한 인간 이하의 고통을 당한 사
람답지 않게 언제나 웃음이 넘친다. 찡그린 양미간의 주름이 없
는 천진한 웃음의 얼굴로 신문을 장식하고 있다. 웃음이 어떤 힘
을 주는 가는 바로 샤란스키가 웅변하고 있다. 그는 웃으면 산다
는 인생의 진리를 체험으로 보여주는 산 표본 이었다.

- 저자 : 김용운〈웃음 건강학〉

 저도 여기서 큰소리치지만 어려움 당하면 똑같은 인간이다. 하
지만 웃음과 유머가 내면화 되면 상황은 역전된다는 것을 안다.
웃음으로 저항하자….

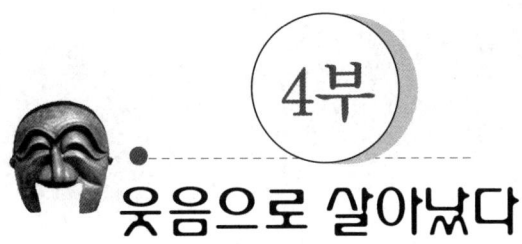

4부
웃음으로 살아났다

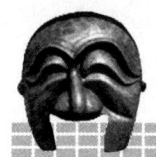
1.성격

사례 1

준비 '땅' 사력을 다해 뛰기 시작한다. 200미터 달리기 예선전 2등, 드디어 결승전 '출발' 엎치락 뒷치락 50미터쯤 지나자 급격히 체력이 빠지기 시작한다. 순간 아뿔사 오전에 100미터 달리기선수가 나오지 않아 대타로 뛰었던 게 후회가 막심하다. 결승전 서서히 뒷쳐져 마지막으로 들어오고 말았다. 그래도 3등 상장을 준다며 이름을 호명한다.

학창시절 다리는 짧았지만 단거리는 자신 있었다. '땅' 소리 나기 전에 긴장이 되어 침이 마르고 다리가 후들후들 떨려 마음이 진정이 되질 않았다. 그 때 당시 세상에서 단거리 달리기 선수들이 가장 힘들 거라고 생각했었다.

사례 2

고등학교 2학년 음악과목 중간고사 실기시험은 그 동안 배웠던 노래 가운데 선택하여 한명씩 나와서 노래를 불러야 한다는 것이다. 친구들이 웅성거리기 시작하며 이곳 저곳에서 걱정하는 한숨소리가 들려온다. 드디어 실기 시험 날 한 명씩 나와서 노래를 부르는데 음정 박자를 제대로 맞는 친구들이 많지 않아 웃음이 끊이질 않는다. 드디어 올 것이 왔다. '일송정 푸른 솔은 흘러 흘러갔어도' 노래를 마치자 박수가 터져 나온다. 실기점수 만점

고3 5월 스승의 날이자 운동회, 전교생 앞에서 식전행사로 학생대표로 가곡을 부르라고 하신다. ~보리밭 사잇길로 걸어가면 뉘 부르는 소리 있어 ~ 앗차! 큰일 났다. 우려했던 사태가 발생하고야 만 것이다. 운동장이다 보니 피아노가 없어서 음정을 알아서 잡아야 하는 데 긴장한 나머지 한 음정 높이 시작한 것이다. 갑자기 주위가 캄캄해지면서 식은땀이 등줄기를 타고 내리기 시작한다. 앞일은 불 보듯 뻔하다. 옛~ 생각이 외로워 휘~ 파람 불 ~ 며 드디어 고음에서 목이 갈기 갈기 찢어지면서 괴성이 마이크를 타고 퍼져나간다. 그날 밖으로 나갈 용기가 나지 않아 나 홀로 교실을 지켰다. 세상에서 가장 힘든 일은 노래 부르는 일이라 생각했다.

사례 3

　레크리에이션 자격증을 취득한 후 꾸러기캠프아르바이트를 신청하여 뜨거운 여름을 유치원생들과 비지땀을 흘리며 보냈다. 오리오리 꽥꽥, 참새는 짹짹, 선생님 하면 '멋쟁이' 하는 거예요
　선생님 '멋쟁이' 잘했어요! 부시맨 선생님 잘 생겼죠! 네~, 진달래반 선생님과 결혼하면 좋겠지요! 싫어요~, 호호호호
　아르바이트 2주 째 캠프대장님의 호출이다. 오늘 저녁 보이스카웃 학생들 캠프파이어를 해보라는 것이다. 심장이 콩당콩당 가슴이 벌렁벌렁 꼼꼼히 준비한 프로그램 순서를 종이에 적어 마이크대 중간에 테이프로 붙인 다음 키타를 메고 간이무대위에 올라가 내려다보니 100명 가까이 되는 학생들이 모닥불을 중심으로 둥글게 앉아있다. 혼신을 다해 이끌어보지만 물과 기름처럼 따로 노는 최악의 분위기. 설상가상 모닥불이 희미해지자 키타 코드를 적어놨던 메모지의 글씨가 보이질 않자 말을 더듬기 시작한다. 찬물을 끼얹어 놓은 것처럼 냉랭한 분위기. 여교사가 내게로 다가와 수고했다며 마이크를 잡고 훌랄라 짝게임을 하는 데 학생들 얼굴이 환해진다. 밤하늘이 노랗다. 가장 힘든 일은 레크리에이션 강사라고 생각했다.

사례 4

　환자 : 박 선생님 매일 환자들 웃기기 힘드시죠!

석종 : 가끔씩 머리에 쥐가 나기도 하지만 좋아서 하는 일이라 할 만합니다. 건강하세요!

성격과 건강은 동전의 양면처럼 따라다닌 다는 것을 긴 시간을 놓친 후 에 알게 되었다.
더 이상 지체 할 시간이 없지 않는가? 이제는 바꿔야 할 때다. 그렇지 않으면 또 다시 가슴을 쥐어 잡고 후회 할 날이 오기 때문이다.

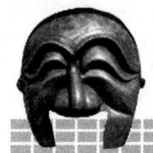

2. 질병

    아담한 밤색 책상위에 사각 길쭉한 40센티미터 크기의 나무 박스 위에 노트북을 올려놓고 서서 글을 쓴다. 다리 통증으로 인해 집에서도 운동화를 신는다. 농협마트에 들어서는 데 에어콘 바람이 세차게 날려 신속하게 빠져 나오는 데 아주머니가 '날씨가 얼마나 더운지 나가기가 싫다' 며 직원들에게 한마디 하는 데 부럽다. 1시간여 차문을 닫고 운전 했더니 양복이 땀으로 범벅이 됐다. 에어컨 바람과 매연을 마시면 아무튼 복잡해진다.

    내 몸속의 질병을 세어본다. "하나, 둘, 셋…. 연필 한타스 열 두개다".

    '재수 더럽게 없어서 병 걸린 게 아니다'

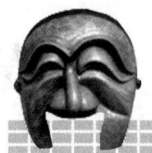

3. 약한 기

지금의 모습은 과거로부터 시작된다. 국민학교 저학년 때 공포가 무엇인지 알았다. 몸과 마음이 허약한 필자는 어려서부터 무서운 환각에 시달려야 했다. 2학년 혼자 있는 데 갑자기 엄마가 도끼를 들고 무지막지 하게 달려드는 것이었다. 너무도 놀라 집에서 50미터 떨어진 아빠 사무실로 공포에 질려 괴성을 지르며 맨발로 달음질을 쳐서 아담한 사무실 문을 박차고 들어가 책상 가운데로 몸을 숨겼다. 엄마는 사력을 다해 들어오려고 하고 아빠는 온몸으로 저지했다. 그 후 잠이 들었는지 더 이상 기억이 나지 않는다. 현실의 엄마는 무척이나 나를 사랑했다. 잠을 자다가 공포에 질려 뛰어 나가는 일들이 종종 있었다. 국민학교 5학년 때 나 홀로 집에 있는데 갑자기 '인디아나 존스'에서나 볼 수 있는 커다란 바위 덩어리가 몸을 깔아 뭉기려고 작정을 한 듯이 질주하는 전차처럼 인정사정없이 달려드는 것이었다.

순간 방문을 박차고 길거리로 나와 칼 루이스는 명함을 못 내밀 정도로 뛰기 시작했다. 순간 2키로 미터 떨어진 친척 집으로 가야겠다는 마음먹고 혼비백산하여 정신없이 뛰었다. 달리면서 뒤를 돌아다보면 여전히 무서운 속도로 따라오는 것이다. 친척집에 도착하자마자 거대한 바위는 자취를 감췄다. 펑펑 많이도 울었다. 그 당시 차가 지나갔다면… 생각만 해도 아찔하다.

하나 둘 들춰보면 감사할 일이 밤하늘의 별처럼 많고 많은데….

죽고 싶다

국민학교 2학년, 반 친구들은 대부분 집에 가고 받아쓰기 점수가 0점이라 남아서 보충학습을 한 후 늦게 집으로 돌아오면서 땅바닥을 보며 '죽고 싶다'는 말을 중얼거리며 긴 한숨을 쉬며 터벅터벅 걸어온 기억이 있다.

언제부턴지 말더듬이가 되어있었고 4학년이 되어서야 글을 깨우칠 수 있었다. 중학교1학년 수업시간에 번호순서 대로 책을 읽어나가기 시작한다. 소심한 가슴이 쿵쾅쿵쾅 울리기 시작한다.

드디어 내 차례 '옛 옛 옛날에 우우우리 조조조상들들이' 한 구절을 읽기가 버거웠다. 등에서는 식은땀이 비 오듯 쏟아지는데 반 친구들은 책상을 두들기고 배를 움켜잡고 웃어댄다. '얼마나 내 자신이 바보 같고 창피 하던지'

환자들이 천부적인 재주를 타고 났단다.
'어쩜 그렇게 말을 재미있게 잘 하세요! 얼굴만 봐도 웃음이 나오네요!' 호호호호

'세상에 눈물 없는 공작새는 없다.' 는 것을 잘 모른다.

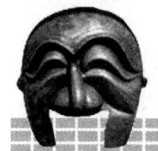

4. 추억

생일선물

　고3, 가장 행복했던 시절이었다. 고통스러운 고해의 고3이 아닌 고마운 고3 태풍이 몰아치기전의 고요함과 평화를 마음껏 즐겼던 시절. 일제시대 때 건축한 튼튼한 돌집, 유난히 돌계단이 길어서 저녁이면 목포시내의 야경이 한눈에 들어오는 전망 좋은 교회가 집보다 더 좋았다. 음력 8월 28일 생일을 잊어버리고 학생회 주최로 교회 대청소하는 날, 마당 왼쪽에 있는 정원의 잡초를 모조리 뽑으며 땀방울을 흘리고 있는데 갑자기 후배 여학생들이 다가와 오빠 잠깐만 방으로 들어오란다. 영문도 모르고 대청마루 좌측에 있는 문을 열고 손님방으로 들어갔는데 "생일 축하합니다. 생일 축하합니다. 박석종의 생일을 축하합니다." 처음으로 받아보는 풍성한 생일 파티. 여학생들이 정성껏 준비한 선물과 함께 편지를 전해주며 진심으로 축하해 주었다. 생의 최고의 날, 가을 하늘은 유난히 넓고 푸르렀다.

올해는 추억의 생일 이벤트를 준비해 보자. 주인공은 오랫동안 두고두고 고마워 할 것이다.
소영, 연희, 지연, 선영, 미옥, 미화 예쁜 부케를 만들어 줬던 후배 이름이???
어디에 있든지 모두 행복해라….

일체감 2

학력고사를 마치고 친구들과 함께 추억을 남기기 위해 월출산 등산을 갔다.
월출산은 제2의 금강산이라 불릴 만큼 경관이 뛰어나다. 며칠 전 신발을 샀는데 바닥이 맨들 맨들 하여 눈길에 걷기가 자주 넘어지면서 정상을 향해 힘겨운 발걸음을 옮기고 있는데 철지가 신을 바꾸잔다. 정상가까이의 구름다리를 지나자 긴 겨울에 얼어붙은 폭포수가 우리를 반갑게 맞이한다.
좀 늦었지만 점심을 먹고 대청봉을 향하는데 등산 장비로 무장한 아저씨 두 분이 내려오면서 위험하다며 넘어가지 말라는 것이다. 조그만 체구에 단단한 정식이는 도전을 하자는 것이고 똑똑하고 공부를 잘하는 주헌이는 위험하니 내려가자고 했다. 팽팽한 신경전과 언쟁이 오가다가 결국 하산하기로 모두가 동의했다. 내려오는 길이 더 위험했다. 3분의2쯤 내려왔을까? 갑자기 대원이가 다리에 마비가 왔다는 것이다. 아무리 풀어도 다리가 풀리질 않는다. 하는 수 없이 땀을 뻘뻘 흘리는 친구들 등에 의지 하여 어둠이 짙게 내려앉을 때 하산하게 되었다. 덕주가 제일 많이 업었다.

가까운 병원에 들어가 잔뜩 부풀린 라면에 설익은 쌀밥을 씹으며 왁자지껄 웃으며 추억을 남겼다. 2배나 먼 산길을 넘어 갔으면 큰일 날 뻔 했다.

여기까지 맑은 추억은 끝나고 기나긴 추위가 들이 닥쳤다….
휘~잉 휘~잉 휭 횡
친구들과 월출산에 다시 가고 싶다. 다 잊어버리고….

멋진 친구

차갑게만 보여 썩 정이 가지 않는 놈 이었다. 매주 일요일 아침이면 마리아 고등학교에서 학생회 학생들이 모여 운동을 했던 시절인 고 2학년 10월이었을 것이다.

아침운동을 하기 위해 철도 길을 함께 걸으면서 이런 저런 얘기를 하다가 전날 2부 학생 반 순서가 끝나지도 않았는데 회장이 되가지고 일을 제대로 처리하지 않고 무책임하게 나갔다며 변함없이 야단을 후려친다. 세월이 흘러 친구는 신학과를 졸업하였다. 개인적으로 힘든 시기를 지나고 있을 때였다. 직장을 잡을 때까지만 혼자 머물 곳을 찾고 있다고 했더니 서울로 올라오란다. 두 달 가까이 친구의 집에 머물면서 그 놈의 일상을 접하게 되었다. 4층으로 기억되는 허름한 사택. 무거운 기름통을 낑낑거리며 여러 차례 왕복을 하는 친구의 모습을 보고 차라리 "업체에 연락하면 호스로 날라 줄 텐데 왜! 사서 고생하느냐"고 물었더니 "교인들이 대신 지불해주는 기름값을 한 푼이라도 아껴 써야 한다"며 이렇게 직접 나르면 기름값을 절약할 수 있단다. 2달을 지낸 후 과거에 봤던 냉혈인간 그 놈은 온데 간에 없고 멋진 친구가 내 앞에 서 있다. 요즘 목회를 접고 거친 풍파와 맞서며 사업을 한다. 일이 뜻대로 되지 않지만 친구의 목소리는 한결같이 활기차고 자신 있다. 얼마 전 오랜만에 만나 저녁을 함께 한 후 긍정적으로 밝게 사는 이유를 물었더니 짧은 한마디를 내 뱉는다. '나는 나를 믿는다.'

　내가 왜! 이렇게 됐을까?

　'네 스스로 병을 기대했다.' 짧지만 맞는 말이다.

자조自嘲 - 자신을 비웃는 웃음

대물림

　왜소한 키에 단단한 체구를 하신 친할아버지는 시골에서 농사를 지으시며 평생을 살아오셨다. 건강에는 누구보다 자신 있었던 분이셨는데 60대 초반 주무시다가 뇌에 벼락이 내리친 뒤부터 반쪽을 쓰지 못하는 불편한 몸으로 8년 고생하시다 고단한 삶을 마감 하셨다. 아버지 또한 병원 근처에도 가보지 않으실 정도로 건강을 자신 하셨지만 50대 초반에 뇌출혈로 안타깝게 삶을 마감했다. 의식하는 건강과 몸속에서 벌어지는 실제상황은 많이 다르다. 부모의 생활 습관이 고스란히 자녀에서 대 물림됨으로 밝은 분위기를 가정으로 날라야 한다. 그럴 때 스트레스 받으면 나오는 활성산소의 치명적인 오염에서 보호할 수 있다. 1주일의 집안 분위기와 웃음의 양과 질을 점검하여 적절한 대안을 마련하자. 행복이 오기를 기다리는 어리석은 사람들 틈에서 살그머니 빠져나와 참 행복을 찾아 나서는 대열에 하루라도 빨리 합류하자. 건강한 웃음을 자녀들에게 대물림하자.

　우리 집은 놀이동산이다. 엄마 아빠가 함께 놀아준다.
　우리 집은 금식기도원이다. 엄마 아빠가 표정이 없다.

붕어빵

　서울로 재 상경 후 1년 뒤 일산 외곽에 위치한 원당으로 이사를 갔다. 전세금이 부족하여 남동생 내외와 방3칸짜리 집에서 함께 살기로 했다. 학창시절 군고구마 아르바이트를 했던 추억이 있어서 동네 4거리 길목에 1층은 미용실, 2층은 우리 집. 붕어빵 장사하면 딱 좋겠다며 한 달 전 부터 동생과 집사람에게 얘기를 했다. 프리랜서라 남는 시간이 넉넉해 부업을 찾고 있었다. 그런데 9월 초 동생네가 기계를 구입하여 미용실 앞에서 장사를 시작하는 것이다. 두 살 아래 남동생은 어려서부터 낯가림이 없고 적극적이었다. 그 날 이후 집사람은 "남자가 칼을 뽑기로 했으면 뽑아야지 그런 마음으로 힘든 세상을 어떻게 살아가려고 그러냐"며 바가지를 빡빡 긁기 시작한다. 솔직히 말은 했지만 내성적인 데다 낯가림이 많아 쑥스러운 성격에 거기다가 동네 장사라 엄두가 나지 않았던 것이었다. 저녁마다 동생과 재수씨가 돈세는 소리, 동전 떨어지는 소리를 들으며 불편한 잠을 청해야 했다. 결국 떠밀리다 싶이 기계를 구입한 후 찜해 놨던 명당자리를 뒤로 한 채 50미터 쯤 떨어진 비탈길 고개 마루 등기소 4거리에 터를 잡았다. 첫날 구루마를 끌고 올라가는 데 입가에 미소는 머금어 보지만 얼굴이 화끈거리고 낯 뜨거워 미칠 지경이었다. 하지만 하루 이틀 지나면서 서서히 붕어빵 굽는 일이 적응 되면서 길거리 장사에 익숙해져 갔다. 추운겨울이었지만 마음은 포근했으며 이듬해 일산으로 이사하게 되었다.

낯 뜨거워서, 남의 이목이 부끄러워서, 첫 삽을 뜨다가 포기하는 분들이 있다. 그나마 여럿이 함께 할 때는 명랑하게 웃다가도 혼자 떨어지면 웃음도 떨어져 나간다. 언제까지 남의 눈치를 보며 살아야 하는 건지 우리는 참 나약한 인생들이다.

붕어빵을 굽다보면 팥 없이 밀가루만 넣어 한바퀴를 돌리는 경우가 있다. 팥 없어도 밀가루에 10가지 이상 양념이 들어 가기 때문에 그럭저럭 먹을 만하다. 하지만 팥이 들어가면 비교 할 수 없이 맛있다. 웃음이 없는 투병 생활은 팥 없는 붕어빵과 다를 것이 없다.

신음소리

11년 전 오후 어느 날 근무시간 때였다. 음~ 음~ '박 실장 신음하는 소리 그만 낼 수 없나 영 듣기 싫어' 사장님이 그 동안 지켜보다가 한마디를 던진다. 요즘은 삶의 물살이 거칠어지면 복식호흡을 하며 장난기어린 시선으로 주위의 사물들을 둘러보며 입꼬리를 당기며 미소를 자주 지어본다.

인상파

아침 일찍 출근길을 나선다. 15분 정도 가다 보면 인적이 드문 3거리 정류장을 지나게 되는데 1미터75정도의 키에 40대 후반으로 보이는 늘씬한 체구의 아저씨가 위아래 검정색 등산복 차림으로 매 번 혼자 서있다.

어느 날부터 인가 그 남자의 옷처럼 한결같은 얼굴을 대면한다. 꾸깃꾸깃 해진 플라스틱 물병처럼 인상을 쓰고 있는 모습이 안타깝다. 저런 분들이 웃음교육을 받아야 되는데 나도 한 때는 저런 판이었지 씨~익 미소를 짓는다.

10년 전 고향 선배가 운영하는 사진관에 가서 일을 도와주며 한 달여 사진 기술을 익혔다.

'인상파 인상한번 써볼래 야!~ 사진 촬영하면 작품 나오겠다.' 면서 거울을 보란다. 내가 내 모습을 봐도 징그럽다. 그때 당시 겉으로 드러난 얼굴의 주름의 골이 그 정도로 깊었다면 속은 오직했을까 생각하니 오싹 소름이 돋는다.

결국 그 때 뿌린 씨앗이 원치 않는 결실로 나타나 먹기 실어도 눈물을 머금고 따먹고 있다. 설익은 감처럼 떫떫한 맛이다. 그래도 인상 쓰면서 먹고 싶지 않다. 언젠가는 홍시감이 되기를 고되하며 오늘도 나약한 마음과 투쟁하며 웃음의 씨를 뿌리고 있다. 10년이 지난 현재 거울을 자주 본다. 전에는 골이 패인 모습이 싫어 거울을 피했으며 피하면 피할수록 주름의 골은 더 깊어졌다. 재생된 얼굴판이 맨질 맨질 광은 나지 않지만 '꽝' 은 아니잖아 눈감고 볼만 하다. 씨~익

서서 사는 지혜

한창 혈기 왕성한 청년시절 스트레스관리 소홀과 운동부족 때

문에 어깨를 짓누르는 만성피로로 인해 대중교통을 이용 할 때면 서있기가 힘들어 앉을 자리를 챙기는 데 온 신경이 곤두서곤 했다. 전국 대체의학 모임을 병원에서 주최하였다. 저녁이라 나른한 시간 포천중문의대 대학원 학장님의 강의시간으로 기억된다. 유머를 곁들어 관중의 마음을 사로잡아 유쾌하게 시간을 이끌어 가는 중에 본인은 일부러 서서 생활을 하고 있는 데 컴퓨터 작업 할 때도 서서 한다면서 허리에 찬 만보기를 보여준다. 바로 저거다! 한동안은 한 시간 서있어도 허리가 아파오고 더 피로감을 느껴서 몸을 가누기가 힘들었다. 하지만 차츰 차츰 시간이 지나면서 몸도 적응을 해서인지 서있는 자세가 더 편해졌다. 만성적인 피로감으로 인해 몸이 처지면 앉아 있는 시간이 많아진다.

앉아 있는 시간이 많아질수록 몸은 더 무거워진다는 사실을 깨닫게 되었고 바꾸기 위해 행동으로 옮겼다. 서서 생활한지 4년이 되었다. 소화불량, 위궤양이 많이 호전되었으며 정신이 맑아져서 업무능률도 향상되었다. 피로감도 줄어들었으며 무엇보다 숙면에 큰 도움이 되었다. 뿐만 아니라 시야가 넓어져 시력이 향상되었으며 해냈다는 자신감과 그로인한 웃음이 더 증폭되었다.

서서 살 때는 신발을 잘 선택해야 한다. S대학 체육학과 교수의 당부의 말이다. "신발을 구입하는데 돈을 아껴서는 안 됩니다. 다리에 이상이 생기면 더 많은 돈을 써야 합니다. 인체공학을 연구하는 메이커를 권장합니다."

말 습관

5년 전 습관적으로 직원들을 비난 하는 내 자신의 모습을 바라보며 문제의 심각성을 깨닫게 되었다. 며칠 동안 방법을 궁리하다가 누구라도 험담을 하거나 비난하면 8각형 종이함에 500원씩 넣기로 동료직원과 약속을 했다. 한달이 지나자 1만원 가까이 모아졌다. 두 달 째 5000원, 세달 째 2000원, 네 달 째 500원 모두 내 입에서 나온 돈이다. 동료의 협조로 나쁜 습관을 기대이상으로 개선할 수 있었다.

나를 지배하는 말을 점검하자.

노래는 밝게

1주일에 두 번씩 오후에 스마일 노래교실을 진행해왔다. 어제는 양희은씨의 '아름다운 것들' 악보에 맞춰 '꽃잎 끝에 달려 있는 하얀 이슬방울 ~' '얼굴에 미소를 띠고 밝게 부르세요!' 자칫 잘못 부르면 무거워 질수 있는 노래라 주의를 준다.

환자들은 노래를 밝게 불러야 한다. 예를 들어 산장의 여인, 여자의 일생, 가시나무새, 마지막 잎새 이런 제목이 나오면 상품을 주며 '살펴 가세요! 다시는 나오지 마세요!' 하하하 때로는 너무 삶이 힘들어 눈물이 나오는 노래를 부를 수 있지만 짧게 마무리 하는 것이 정신건강에 유익하다. 현실이 거칠수록 노래 선택에 주의해야 한다. 젊은 시절 한 때 만사가 꼬일 때 노래도 침침하게 불렀다. 터벅터벅 한적한 밤길을 올라가며 "이 풍진 세상을 만났으니~" "꿈이었다고 생각하기엔 너무나도 아쉬움 남아~~" 눈물이 볼을 타고 주루루 흐른다. 지금 부르는 노래가 미래의 문을 연다는 것을 잊어서는 안 될 것이다. 저 별은 나의 별 저별은 너의 별…. 희망을 실어 불러본다.

뇌에 영양분을 공급하자. 노래 소리, 웃음소리 안에는 뇌로 가는 비타민이 듬뿍 담겨있다.

번개

국민학교 5학년. 하늘에 먹구름이 잔뜩 끼어있는데 저 넘어 동네에서 번쩍거리며 번개 소리가 요란하다. 야! 멋지다. 저 동네 사람들은 얼마나 좋을까? 당장이라도 번개 치는 동네로 뛰어가고 싶었다. 사춘기 시절 장마 때를 은근히 기다렸다.

쏟아지는 빗소리와 천둥소리의 아름다운 하모니를 더 듣고 싶어 창문을 열어놓고 잠을 청하면 세상의 어떤 음악도 부럽지 않을 정도로 감동적이다.

베토벤의 운명 교향곡 '꽈 과과과 꽝' 가슴이 뻥 뚫린다.

장마철 번개소리가 요란한 날은 지금도 문을 열고 깊은 잠에 빠진다. 사람들은 번개소리가 무섭다면서도 자신의 입에서 내뱉는 독이 무섭다는 걸 잊고 산다.

하하하~ 큰 웃음소리에도 고요함이 내리친다.

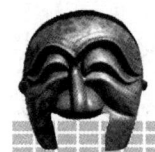

5. 가족

아빠 숨바꼭질 하자

초등학교를 일곱 살에 들어가 아직도 동심이 머물러 있는 둘째 딸 현지(6학년)가 심심해서 조른다. "좋았어! 시간 정해서 늦게 찾아낸 술래가 300원 주는 거다." 가위바위보 아빠가 먼저 술래다. 무궁화 꽃이 피었습니다. 열, 아홉… 베란다 문이 삐걱 거리는 소리가 들려온다…. 둘, 하나 우리 딸 현지가 어디 갔지 일부러 모른 척 이곳 저곳 방안의 문을 열어보다가 드디어 베란다로 향한다. '찾았다' 서로 마주보며 킥킥거리며 웃는다.

'35초다' 술래가 바뀌었다. 숨는데 달인인 아빠 차례 살금 살금 베란다 문을 소리 없이 열고 딸이 숨었던 그 자리로 다시 들어간다. 등잔 밑이 어두운 것이여!

한참 헤매다가 베란다에서 아빠를 발견한다. '2분이 넘었다' 딸이 투덜대며 쇼파 위에 분무기를 올려놓고 장난감 공으로 맞추는 놀이를 하잔다. 며칠 후 저녁에 또 심신한지 윷놀이를 하자며 닦달을 한다. 아빠는 힘 드니까? 니가 아빠 것도 던져라. 아빠가 또 이겼다.

베드민턴 풍선

거실에 있는데 현지가 잔뜩 부풀린 풍선 두 개와 두 주먹만한 풍선 하나를 가지고 나와 풍선 베드민턴을 하잔다. 처음 보는 게임도구다. "어디서 배워 왔니!" "아니야! 방금 내가 만든 거야"! "진짜니! 기발하다." 20년을 게임을 연구해 오고 있지만 이렇게 간단하면서도 온 가족이 할 수 있는 재미있는 놀이는 거짓말 조금 보태서 계발해 본적도 해본적도 없다. 네 가족이 두 명씩 팀으로 해도 재미만점이다. 아이들은 노는 데 천부적인 재주가 있다던데.

놀이를 자주 접하게 해준 창의적인 결과다. 남녀노소 모두 할 수 있으며 풍선, 줄, 바람이 없는 공간만 있으면 된다. 어린 시절 불었던 얇은 풍선이 딱 이다.

"아빠! 오늘도 내가 이겼으니까! 저금하게 1000원 주세요!"
"한번만 더 하자…."

놀이 속에서 자신감과 건강을 키워주자.

멋쟁이 우리 아빠에게

아빠. 안녕하세요? 저 귀염둥이 현지에요.. 벌써 어버이날이 다가 왔네요. 아빠 그거 아세요? 저는 아빠가 웃음치료사라는 직업이 너무 맘에 든다는 것을.. 저는 아빠가 많이 웃고 오래사셨으면 좋겠어요 "하하하" 그리고 저는 아빠가 100점짜리 아빠이신 것 같아요 왜냐구요? 딸들한테 잘해주죠 엄마한테도 잘해 주시죠. 아빠 약 많이 먹고 운동 열심히 해서 안 아프셨으면 좋겠어요. 그리고 엄마 성격이 원래 그러시니 아빠가 참으시면 되겠죠? 앞으로도 행복하게 살아요. 화 이 팅….

현지가 아빠에게
2007. 5.7 월요일

소문만복래笑門萬福來 웃는 집안에 온갖 복이 깃든다.

큰 딸

"아이! 짜증나 짜증나 짜증나" 중학교2학년 사춘기에 들어온 넉넉한 몸매의 현경이가 습관적으로 내뱉는 말. 오늘도 차안에서 짜증나를 연발한다. 아빠 타는 차가 맘에 들지 않는다며 하교길에도 2시간 가까이 친구랑 버스를 타고 집으로 오는 자존심 많은 아이. 돈 달래서 안주면 엄마 아빠 노인 되면 시설에 버려버리겠다고 협박하면서 지금 투자하는게 좋을 거라고 당당하게 손을 내미는 당돌한 아이. 큰 딸 웃음소리는 달덩이처럼 크고 시원하다.

듣는 내가 가슴이 후련할 정도다. 가끔 딸에게 태몽얘기를 해 준다.

장모님이 전화로 말씀하신다. "서운하게 생각 하지 마 딸이여"
산달이 2주 가까이 남았는데 순간 멍한 기분이 들면서 새벽의 꿈이 스쳐지나간다.

산이 숨겨질 만큼 커다란 달덩이가 산허리에서 온화한 빛이 뻗어나가고 있었다. 온 세상을 비추고도 남을 만큼 크고 밝았다. 잠에서 깨자마자 순간 복권이 스쳐지나갔지만 잊어버렸는데 장모님께 저녁에 연락을 받은 것이다.

"현경아 너는 큰 인물이 될 거야! 하버드 보내 줄게"
"돈이 어디 있어"
"큰 인물은 자신의 운명을 스스로 개척하는 거야"

연인들의 이야기

무작정 당신이 좋아요. 이대로 옆에 있어 주세요!
하고픈 이야기 너무 많은 데 흐르는 시간이 아쉬워
창밖에 바람이 부네요. 누군가 사랑하고 있어요!

우리도 그런 사랑 주고받아요! 이별은 이별은 싫어요!

무작정 당신이 좋아요. 이대로 옆에 있어 주세요!
단둘이 앉아서 말은 안 해도 가슴을 적시는 두 사람
멀리서 기적이 우네요! 누군가 떠나가고 있어요!
영원히 내 곁에 있어 주세요! 이별은 이별은 싫어요!

멀리서 찬 기운이 감도는 겨울저녁 아리따운 여인과 데이트시간을 즐긴 후 석계역을 빠져나와 석관동 자취방을 향하면서 희미한 네온 싸인 빛 너머를 바라보며 콧노래로 불렀던 노래. 지금도 연인들의 이야기를 부를 때면 신비스러운 행복감에 젖는다.

성모마리아처럼 착해보였던 그녀가 지금은 이 세상에서 제일 무섭다. 하기야! 로맨틱한 분위기에서야 누구나 성자성녀이지만 결혼이라는 블랙홀을 통과한 순간부터 상황은 180도로 반전한다. '의악' '의악'

으악 새 슬피 우는 가을인 가요! 떠나간 그 세월이 나를 울립니다.~~

이제는 웃겨주고 싶다.

도파민 : 로맨틱한 분위기에서 나오는 행복물질로 쾌감을 느끼게 해주는 물질이다.

다시 태어난다면 당신과 결혼하지 않겠다고 한다. 진심이란다.

하기야! 내가 나를 봐도 끄덕 끄덕 거려진다. 약하지, 돈 없지, 다리 짧지

나는 다시 태어나도 당신과 결혼 할 꺼다.

당신은 참 좋겠다. 아직도 내가 좋으니

어떻게 하면 그녀가 좋아할까? …

레크리에이션, 웃음치료사 자격 연수에 참가한 500여명의 수강생들이 환호성을 지른다. '앵콜 앵콜' 앵콜 했는데 안 부르면 그것도 죄라네요! 호호허허하하

기타 반주에 맞춰 노래를 실어 부를 때면 환자들이 눈물을 훔치는데 가사 절절이 심금을 울리나 보다.

유격훈련

대학시절, 유격훈련을 받기위해 입소하였다. 정신무장을 위해 피티 체조를 시킨다. 쪼그려 뛰기, 하나 둘 셋 하나, 하나 둘 셋 둘, 마지막 구호는 생략 그러나 꼭 한명씩 마지막 구호를 한다. 그럴 때 마다 쪼그려 뛰기 숫자가 늘어난다. 그래 이왕 훈련 받는 거니까 잘해보자 각오를 하는 의미에서 입가에 미소를 지으며 응

원을 보낸다. 갑자기 조교가 앞으로 나오란다. 비웃었다며 열외가 되어 혼자서 뒤로 가서 팔 굽혀 펴기를 온몸에 진이 빠지도록 벌을 받았다.

　군대 시절, 유격훈련을 받는다. 화생방전교육 시간. 조교는 구령에 맞춰서 피티 체조시간. 그래 열심히 해보자 생각하며 미소를 지은 순간 조교가 다가오더니 군화발로 가슴을 찬다. 2미터 정도 공중에 붕 뜨면서 땅바닥에 내동댕이쳐졌다. 비웃었단다.

　20년 뒤 이기자 부대 신병교육대 웃음치료강사로 초빙되었다. 웃을 때 까지 피티 체조 시작 하면 어떨까? 우~ 하하하하

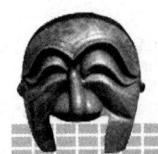# 6. 편견이 와르르

독일 프랑크푸르트에서 한인 대상 건강세미나를 개최 했는데 강사로 초빙되었다.

그곳의 날씨는 제주도처럼 며칠을 오락가락 하였다. 박정희 대통령시절 이민을 온 간호사 참석자들이 많았다. 7박8일의 세미나 중간에 관계자들이 사우나를 가잔다. 아무런 생각 없이 따라갔다. 탈의실에서 상의를 벗고 하의를 벗으려고 하는데 세상에 이런 일이, 기가 막혀서, 알몸으로 독일 여성들이 지나가는 것이었다. 상상도 못할 일이 내 앞에 벌어지는 있는 것이다. 며칠 전 참가자들과 대화 중에 독일 사우나 문화에 대해 얘기를 어렴풋이 들었지만 설마 하면서 잊고 있었는데…. 동행 한 관계자들이 질

접하는 필자를 보며 한바탕 조심스럽게 웃는다. 2시간 가까이 사우나를 하는데 무덤덤하다. 3미터 가까이 되는 길쭉한 욕조 건너편에는 점잖아 보이는 독일 할머니가 다리를 쭉 편 상태로 누워 마주한다. 참 편안한 시간이었다. 우리는 가족도 함께 들어가기를 꺼려하는데 성숙해 보이는 그들이 서서히 부러워져 갔다. 유교적인 예법을 중시하는 교포들은 혹시나 아는 사람 만날 까봐 동네 사우나는 가지 않는단다. 50년이 넘어 보이는 웅장한 목욕탕의 공간만큼 마음의 공간도 넉넉했다.

웃음도 쑥을 벗어던지면 모두가 편안할 텐데 여전히 버릴 것들이 가득 쌓여있다.

웃음은 하나 둘 버리는 연습을 하는 과정이다. 편견, 나이, 체면, 가식… 등

교양웃음

웃음에 사로잡혀 있을 때 병원직원들과 장례예식장에 문상을 가게 되었다. 엄숙한 자리인데 '아뿔사' 웃음보가 새어 나와 동갑내기 여직원이 눈총을 준다. 웃음이 헤픈 사람으로 보이면 곤란 할 뿐 아니라 주위의 따가운 시선으로 인해 오히려 불편할 수 있다. 때와 장소를 가려 경우에 합당하게 웃되 실없이는 웃지 말자.

유교적인 예법으로는 정중하게 문상해야 하지만 민족적인 문상은 상제를 웃기는 일이 최고의 문상이며 우리 민족이 오래 전부터의 삶의 철학으로 받아들였다. 가족의 죽음과 같은 주체하기 힘든 슬픈 상황에서 까지 웃음으로 눈물을 닦아 내기란 쉽지 않지만 인생이 고단할수록 웃음의 도움을 받자.

"나는 웃음의 능력을 보아 왔다. 웃음은 참을 수 없는 슬픔을 참을 수 있는 어떤 것으로, 더 나아가 희망적인 것으로 바꾸어 줄 수 있다."

- 봅 호프

공연불

열심히 운동 하고, 채식위주의 식사에 맑은 공기와 물을 수시로 마시는 데 왜! 회복은 더디는 걸까?

의식하는 스트레스보다 무의식속 만성화된 스트레스가 빙산의 일각처럼 깊숙이 숨어 흐르고 있다. 웃음은 건강운동이다. 쑥을 버리고 웃음램프를 혼신을 다해 문지르면 독기들이 '쑥~' 빠져 나온다. 하하하하…. 쑤~욱 쑤~욱 잘도 빠진다. 올 봄에는 가족들과 손잡고 논두렁에 널려있는 쑥이나 캐러 가자. 온 천지에 널려있는 웃음도 함께 뜯으면서 쑥떡이나 버무려 먹자…

당신이 믿는 것을 실천하지 않는다면 당신은 그것을 진정으로 믿는 것이 아닙니다.

― 릭 워랜목사

웃음의 벽

　TV시청을 하는 데 40대 초반으로 보이는 류마티스 서양남자가 소개된다. 현대의학으로는 치료가 어려운 불치의 질병을 웃음으로 극복하고 있다며 거실 소파에 앉아 유머 책을 보며 수없이 폭소를 터트리는데 기가 차다.

　장면이 바뀌면서 인도의 지식인층을 주축으로 아침마다 공원에 모여 둥글게 둘러서서 서로 마주 보며 코믹한 몸짓을 하며 큰 폭소를 터트리며 한참을 웃는 장면이 나오는 데 그 당시 도대체 이해할 수 없었고 이해하고 싶지도 않았다. 꼭! 저렇게 까지 해서 반강제적으로 억지웃음을 만들어 내야 하나, 살다 살다 별 웃긴 일도 다 있다. 현재 그 웃기는 일을 우리 문화와 정서에 적합하게 연구개발 하여 보급 하고 있는 중이다.

버스를 타고 고속도로를 신이 나게 달려보자!
지난 일들은 모두 잊고서 웃으면서 달려보자!
하하~호호~ 뛰뛰빵빵　하하~ 호호~ 뛰뛰빵빵

누구나 일이 잘 풀릴 때에는 웃는다.

나는 웃지 않았으면 죽었을 것이다.

- 링컨

철없던 시절

고등학교시절 어머니가 병원에 입원하여 방문하고 나오면서 높은 언덕에 위치한 콜롬방 병원에서 목포시내의 야경을 바라보며 '소크라테스'처럼 살아야지 초가삼간에 살더라도 벗들이 끊이지 않으면 될 거고 마음 비우는 거야! 욕심만 버리면 되지 어른들은 이해를 못하겠어 허구한 날 돈 돈 돈 속세의 인간들이 언제나 철이 들려나? 성인처럼 사는 것이 별로 어려워 보이질 않았다. 어느덧 세월이 흘러 아버지의 나이에 가까워 온다. 뭐라 할 말이 없다. 철없던 시절이 그리워 질 때면 철없이 낯선 길을 찾아 무심히 거닐어보자. 전쟁놀이는 재미있었지만 삶의 전쟁은 현실이었다. 대포소리를 불꽃 터지는 쇼로 바꾸고 싶으면 웃음 헤드폰을 쓰자! '꽝' '꽝' 꽈과광 -> '펑' '펑' '퍼버벙'

비 오는 날 오후 영동대교를 우산도 쓰지 않고 맨발로 걷는 여인이 있었다. 이 여인은 어떤 여인일까요? … 철없는 여인

가끔은 나이를 지우고 철없는 소년 소녀로 돌아가 까르르르 웃어보자.

웃음의 역리

동대문 완구 상가에 들려 웃음치료 도구로 쓰기위해 스킨스쿠버 장비중 하나인 오리발을 구입하기 위해 상점으로 들어갔다. 사이즈가 없다며 오토바이를 타고 창고에 가서 가져와야 된단다. 그날따라 장대비가 쏟아지고 있었는데 주인이 가져온 오리발은 내가 원하는 사이즈가 아니었다. 또다시 창고에 갔다 왔는데 마찬가지였다. 세 번만에 원하는 형태의 오리발을 가져왔다. 서로 감정이 상해서 형식적인 인사만 하고 차로 돌아왔다. 찌푸리면 심리적으로 불안이 계속된다. 어차피 쏟아지는 비 때문에 밖에서도 볼 수 없는 상황이라 웃기에는 최적의 장소다. 조금 전의 상황을 떠올리며 배가 출렁거리도록 호탕하게 웃어 댓 다. 순간 기분이 역전되면서 주인의 기분도 이해가 되자 휘파람을 불며 시동을 걸었다.

우리가 행복하게 보낸 시간은 우리를 현명하게 만들어준다.

— 존 메이스필드

악전고투

도무지 기력이 떨어져 꼼짝 달싹 하기가 어려웠다. 그래! 기어서라도 운동하자. 병실 안에서 기어 다니면서 운동을 시작했으며 차츰 차츰 벽에 의지하여 걷게 되었으며 불굴의 정신력으로 결국 암과의 사투 끝에 회복된 이야기를 스크린을 통해 여주인공을 보여주며 강의한다. 허약한 정신은 찬바람이 옷깃을 스며드는 가을이 되면 절망과 더불어 고꾸라지며 무너져 내릴 것이다. 냉혹한 겨울을 몸으로 부딪치며 이겨내는 들짐승 처럼 강인한 투지로 살자. 나의 미래는 어떻게 될까? 어떻긴 뭘 어떻게 돼! 일어나서 뼈 빠지게 연습해서 세포들을 먹여 살려야지! 커다란 모험 없이는 위대한 승리도 없다는 사실을 명심하자. 그런 다음 하늘의 뜻에 맡기자. 당신의 통제를 벗어난 것들에 대해서는 걱정하지 말자. 나을 때 까지만 자신감을 가지고 조금은 오버하면서 살 필요가 있다. 맨주먹을 불끈 쥐고 후회 없이 O~K

시간 있을 때 하자! 죽은 다음엔 다 소용 없잖아요!

악전고투 惡戰苦鬪 : 매우 어려운 조건을 무릎 쓰고 힘을 다하여 고생스럽게 싸움

환자에게 필요한 것은 기적이 아니라 웃음이다.
웃음에서 중요한 것은? 웃는 것이다.

구조주의

문화 마케팅 교수가 요새 잘 나가는 정유회사 중견간부들과 세미나를 마치고 나오는 길이었다. 그런데 간부들이 우루루 몰려와

하는 이야기가 한결같이 아이들이 아빠를 무시한다는 것이었다. 회사에서는 자리를 잡았지만 가정에서는 찬밥이 되어버린 것이다. 가족을 위해 혼신을 다해 직장에서 땀을 흘렸지만 돌아온 것은 자녀들의 냉랭한 얼굴들이었다. 기가 막히지만 현실은 차갑다. 가정에서도 퇴출이 있다는 사실을 뒤 늦게 알게 된 것이다. 세대간의 격차가 이렇게 빨리 벌어지는 역사가 없었다고 한다. 불과 얼마 전 까지 만해도 가족이란 틀을 유지하기 위해 서로가 노력한다는 것은 웃기는 얘기였지만 이제는 가족 서로 간에 세심한 투자를 하지 않으면 와해되는 구조가 되어버린 것이다.

가정의 구조와 인체의 시스템과는 매우 밀접한 관계를 맺고 있다. 가정이 화목하고 밝으면 덩달아 몸도 건강한 활력을 얻는다. 등잔 밑이 어둡다고 하지 않던가? 가족들의 얼굴에서 그늘을 제거하는 작업이 필요하다.

우리는 하나라고 느낄 때 옥시토신이라는 행복물질이 흘러나와 기쁨이 넘쳐나게 해준다. 일체감을 느끼기 위해서는 때론 희생도 필요하다. 더 늦어서 후회하기 전에 직장에 쏟는 열정의 10분의 1만 자녀들에게 투자하자. 재미와 웃음을 가정으로 초대하자! 행복의 디딤돌이 되어줄 것이다.

'심한 상처는 세상을 보는 관점을 왜곡 시킨다. 웃음은 자연방어기제이다.'

이벤트

　유명한 스턴트맨은 죽을 때 스턴트 쇼를 보고 눈을 감고 싶다고 하는데 비슷한 바램이다.

　웃음 전문가를 초청하여 실컷 웃고 난 후 노래 잘하는 지인과 함께 살아오면서 즐겨 불렀던 노래들을 부른 후 감사기도와 함께 얼굴가득 미소를 지으며 떠나고 싶다. 길고 고단했던 인생의 종착역에서 행복이벤트라! '갸우뚱' 하기야 죽을상을 하며 사라지는 것 보다는 낫겠다. 그렇게만 여건이 허락된다면 참으로 좋겠다. 씨~익

5부

나를 바꾸고
세상을 변화시키는 웃음

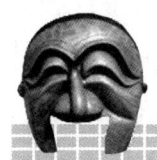

1. 나를 바꾸는 웃음

엔돌핀박사

   80년대 중반 전국에 엔돌핀 바람을 몰고 왔던 이상구 박사는 어린 시절 '기'가 약하고 쑥스러움을 많이 탄 중학교 때 이름만 불러도 가슴이 두근 두근 할 정도로 매사에 소심한 학생이었으며 첫째 과제가 웃는 것이었다. 방과 후 집으로 돌아와 문을 꼭 걸어 잠그고 거울을 보고 웃는 연습을 하는데 안 쑥스러울 줄 알았더니 내가 나한테 쑥스러워서 도무지 웃을 수가 없었다. 웃으려고 하는 나와 웃음을 선택한 나를 비웃는 나가 내안에 씨름을 하고 있다는 것을 깨닫게 되었다. 두 종류의 나가 내 안에 있었다.
   웃고 있는 내 가슴속에 그 놈의 자식이 '에에에' 니가 웃어 점점 더 가혹해져 갔으며 그걸 짓밟아 이겨 나갔다. 나흘째 되니까? '에' 하는 소리가 사라지면서 그 후 웃음이 자연스럽게 되었다. 웃음이 좋다는 것을 체험해야 한다. 이제는 웃음이 입가에 스며들어 그 다음 부터 소리내어 웃을 수 있었다. 그러다 보니 자신감도 생기고 그때부터 성격이 활발해져 친구가 생기고 사람 노릇도 하고 몸도 건강해 지기 시작했다. 사람은 변할 수 있다 확실한 선택 후 밀고 나가라. 어디를 가든지 제일 먼저 박수 치고 가장 늦게 까지 친다. 박수치면 엔돌핀이 더 나오며 서로에게 축복이 된다. 적극적으로 나를 밀어 붙여라. 웃을 때도 2밖에 안나올 걸 적극적으로 웃으면 5-10까지 나온다. 표현해야 한다. 쑥스러운 자기감정을 가둬버리지 말라. 어디서든 웃을 기회가 있으면 인심 후하게 웃어줍시다. … 환자들의 박수소리가 우렁차다.

암의 주범은 활성산소
첫째 : 정신적으로 스트레스 받을 때 제일 많이 생긴다.
둘째 : 과로 했을 때
셋째 : 과식 했을 때 생긴다.
분위기를 이길 수 있는 사람이 병을 이길 수 있다.
- 나쁜 분위기(두려움, 절망, 우울)를 유지하지 말고 저항하라.
- 나쁜 분위기는 허가 없이 들어와서 무례히 행동한다.
- 분위기 좋은 가정으로 적극적으로 리모델링하자.

- 이 세상 시스템은 병나게 하는 시스템이다.

— 이상구 박사

파안대소 : 얼굴 전체로 웃는 웃음으로 광대뼈 주위의 신경을 움직이며 뇌하수체를 자극해 엔도르핀 분비를 촉진시킨다.

세상웃음

탁 낫 한

나는 세상에 웃음을 짓고
세상은 또 내게 웃음 짓네.
아직도 하늘에는 빛나는 별들에게 나는 웃음 짓네.
밤을 떨치고 서서히 솟아오르는 태양을 향해 나는 웃음 짓네.
새로이 시작되는 날과 매혹적인 새들에게 나는 웃음 짓네.

나는 세상에 웃음 짓고
세상은 또 내게 웃음 짓네.

세계 곳곳에 확산되는 커다란 고통을 볼 때
때론 내 웃음이 눈물로 젖는 때도 있으리라.

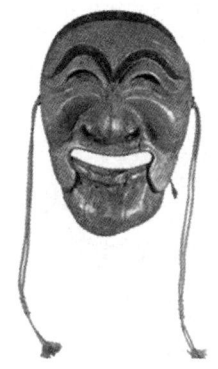

그래도 나는 젖은 눈으로 웃으리라.

나는 삶에도 웃음 짓고
나는 죽음에도 웃음 지으리라.

나는 흙의 웃음
나는 꽃의 웃음
나는 비의 웃음
나는 바람의 웃음이라네.

행복한 인생은 길어봤자 5분이다.

 굳이 내가 이 법칙에 대해 부연 설명을 하지 않아도 지당한 말이라고 고개를 끄덕일 사람도 있겠지만, 그래도 완전히 행복한 인생이 가능하다고 믿는 사람이 더 많은 것이 사실이다. 더 나아가 이들은 이런 믿음에 근거하여 직접 행동으로 옮기기까지 한다!

 그들은 가정을 바꾸고, 직업도 바꾸고, 성형수술로 자신의 얼굴도 바꾸고, 심지어 국적도 바꾼다…. 5분도 못가는 행복을 회상하고 그 순간을 마치 영원불멸한 것처럼 반복적으로 재창조할 수 있기를 원하기 때문이다. 심지어 이런 사람들은 이 5분이 진짜 5년이나 되는 것처럼 스스로를 설득하려 든다. 그리고 어김없이 찾아오는 혼돈, 의심, 비참함, 두려움, 혼란 그리고 또다시 찾아오는 혼란을 법칙의 예외 조항이라고 제멋대로 바꾸어버린다. 행복, 물론 좋은 것이다. 하지만 당신이 5분 이상 행복했었다면 그것은 당신이 아무런 생각을 하고 있지 않았을 때뿐이다.
- 〈타임지〉 에세이스트 로저 로젠블라트지음[유쾌하게 나이 드는 법 58]

첫 글을 접할 때 말장난인가 싶었다. 차안에서 골똘히 생각에 잠긴다. 온전히 행복했던 순간들을 한 장 두 장… 추려보지만 좀처럼 나타나질 않는다. 야! 그렇게 행복을 갈망했건만 한모금도 안된다는 것인가? 갑자기 허탈해진다.

행복하려고 불행하지 않으려고 애쓰지 말고 철부지 아이처럼 모든 걸 잊고서 웃고 살면 어떨까? 차라리 그 편이 낫겠다. 남는 건 병 뿐인데 무슨 좋은 꼴을 보겠다고 그렇게 애썼을까? 남은 삶의 반은 병과의 전쟁이 될 것이다. 웃으면서 싸워보자!

5분의 행복을 최대한 길~게 노래하고 싶다면 우유를 배달하는 주부의 새 하얀 마음을 닮아보자.

"이 집 가족들은 모두 다 건강해졌으면 좋겠다! 우리 우유를 마시는 사람들은 모두 행복해졌으면 좋겠다."

인생은 어째든 아무리 즐거워도 괴롭다지만 그래도 어찌됐든 남는 장사인 것만은 확실하다. 더 많이 남기고 싶다면 "남에게 대접 받고자 하는 데 로 남을 대접하라."는 말을 행동으로 실천하는 길뿐이다.

행복지수 1부터 10까지
하루를 살아가면서 우리는 희망과 절망 기분 좋은 느낌과 불쾌한 느낌 등 다양한 감정들을 느끼며 살아간다. 시간대 별로 자신의 행복지수를 숫자로 계산해 보자.

어떨 때 기분이 좋아지는지 어떨 때 불안하고 우울해 지는지 알아야 대안을 모색한다.

"그대의 마음을 웃음과 기쁨으로 감싸라. 그러면 천 가지 해로움을 막아주고, 생명을 연장시켜 줄 것이다."

- 셰익스피어

속상할 때
오만가지 병이 있고 오만가지 증세가 다르지만 병이 난 원인은 한결 같다. 변질된 유전자들은 안팎으로 청결하지 못한 환경이 원인이다.

속이 언제 가장 많이 상할 까요? 속상할 때…. '썰렁'

우리 주위에는 부정적인 사람들로 득실거린다. 속상 하려고 태어난 것 같다. 따뜻하면 뜨겁다고 속상하고, 시원하면 차갑다고 속상하고, 속상 할 일 없으면 없다고 속상하고, 속상 할 일 있으면 속상해서 속상하고…. 감사하고, 이해하며 밝은 미소와 함께 살 때 다시 건강한 유전자들로 원상복귀 될 것이다. 감사 할일 있으면 감사해서 감사하고, 감사 할일 없으면 언젠가는 감사 할 것에 감사하고, 감사가 입에서 떠나지 않아서 감사하고…. 감사라는 단어가 있어서 더 감사하다. 이런 마음으로 사는 것이 말처럼 쉽지 않지만 그렇다고 포기해 버리지는 말자. 그래도 감사하자. 뜻밖의 행운을 기대하면서….

걱정도 팔자다?
아니다
습관이다.

수많은 은혜는 감사하는 사람에게 주어진다.

세상에서 제일 쓸모없는 인간은 바로 감사할 줄 모르는 인간이다.

− 괴테

잃어버린 것 원망하지 말고 남은 것을 감사하라

− 소록도 글

끊임없이 불평하는 한편, 즐거움과 행복을 죄처럼 생각하는 자칭 그리스도인들은 참된 믿음을 가지고 있지 않다. 천연계에 있는 모든 우울한 장면에서 일종의 애상적 쾌락을 즐기는 사람, 아름답고 싱싱한 꽃들을 따는 대신 죽은 잎들을 찾는 사람, 웅장한 산봉우리와 녹음綠陰이 덮여있는 계곡에서 아름다움을 찾지 못하는 사람, 천연계를 통하여 들려주는 즐거운 음성에 대하여 감각의 문을 닫아 버리는 사람, 그 모든 사람들은 그리스도 안에 있는 것이 아니다. 그들은 광명, 곧 치료하는 광선을 가지고 떠오르는 의義의 태양을 소유할 수 있지만 우울한 것과 어두운 것만을 스스로 모으고 있다.

여행을 하면서 나는 상상을 통해서 참으로 고통 받는 사람들을 보아 왔다. 그들은 신체와 마음의 질병 위에 올라서서 싸울 의지력이 부족했다. 그러므로 그들은 고통에 매여 있다.

나는 '그들이 자신밖에는 치유할 수 없는 질병으로 조금씩 죽어가고, 나태로 죽어가고 있구나' 라고 속으로 되뇌이면서, 자주 병자가 되기를 자초한 사람들의 병상으로부터 물러나왔다.

— 로마린다 의대 설립자 엘렌 G 화잇

영원은 지금이라는 것을 배우라. 미래는 당신이 바라는 현재이다. 미래를 예상하는 것은 두려움 속에서 산다는 것을 의미한다. 하나님과 함께 오늘을 살아라. 그러면 미래는 기쁨만이 있을 것이다.

— 화이트 이글

　어느 젊은 여자는 항상 어두운 색깔의 바지와 상의를 입고 다녔다. 나는 그녀에게 밝은 색깔의 치마와 옷을 입으라고 권했다. 그녀가 다른 색깔로 나타나자 전체의 성격이 변했다. 의상처럼 밝고 명랑해졌다. 의상은 당신의 행동을 도와주거나 모호하게 만든다.

— 워렌 로버트슨 〈당신의 인생을 연기하라〉

　옳고 그르고 헐뜯고 가리는 동안에 마침내 몸을 욕되게 만드는 것이다.

— 소학小學 중에서

　아침에 道도를 깨달으면 오늘 죽어도 좋다.

— 공자

　나쁜 습관에 길들여지면 좋은 습관은 부자연스럽게 된다.
　웃음의 길은 건강의 길이자 생명의 길이다. 가다가 멈추면 간 만큼 이득이다.

　웃는 게 뭐가 그리 중요하냐고?

사람들이 제일 많이 가지고 있는 습관 중 하나는 '당장 죽을병에 걸린 환자처럼 심각해지는 것'이다. 정말이지 사람들은 너무 심각하다. 자, 이틀 동안 우리가 몇 번이나 웃는지 한번 세어보자. 미소 지은 횟수까지 포함해도 좋다. 결과를 보면 깜짝 놀랄 것이다.

1. 잠시 하던 일을 멈추고 위를 올려본다.
2. 미소를 짓는다.
3. 미소를 지으면서 기분을 우울하게 만들어 본다.

기분이 우울할 때는 왜 그런 걸까? 그럴 때 우리는 아래를 내려다보는 경향이 있다. 기분이 좋을 때 우리의 시선은 똑바로 앞을 보거나 약간 위로 올라가는 경향이 있다.

— 피트코헨 〈사소한 습관이 운명을 바꾼다〉

울림
　인정은 긍정이다. 서로가 서로를 인정할 때 긍정의 울림이 온몸에 퍼질 것이다.
　좋은 생각은 좋은 파동을, 나쁜 생각은 나쁜 파동을 통해 울려 퍼진다.
　가장 기분 나쁜 탕은? 잡탕
　잡스러운 걱정들을 몰아내고 시원하게 웃으면서 살자.

안테나 방향을 바꾸는 선택은 내 몫이다.

'화'를 폭발하는 화산에서 '하'를 날리는 불꽃으로 생각키를 180도 확실하게 '확' 바꿔야 산다.

반전

한 바탕 웃고 나면 부정적인 시각에서 긍정적인 시각으로 생각의 흐름이 유턴한다. 신기하다. 놀랍다. 기적이다. 우리는 살아가면서 비극과 실패를 만나면 좌절한다. 이런 상황을 어떻게 보느냐에 따라 희비가 갈린다. 강한 충격을 받을 때는 의기소침하고 좌절하는 과정을 거친다.

전문가들은 오랜 상처를 치료하기 위해서는 반드시 극복해야 할 필요한 단계로 오래된 습관과 형태에서 비롯될 수 있다고 한다. 이런 문제를 극복한 환자들은 인생을 바라보는 관점이 밝다. 짙은 시련의 과정이 우리를 더 성숙된 사람으로 변화시킬 수 있다. 쾌활한 마음은 시련의 터널을 신속히 빠져 나오게 해주는 액셀러레이터다. 위기를 즐거운 경험으로 바라보며 반전하자!

"행동이 변하면 생각이나 느낌이 달라진다."

시간은 모든 사건이 동시에 발생하지 않도록 막아주는 자연의 위대한 선물이다.

― C. J. 오버벡

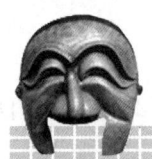
2. 세상을 변화시키는 웃음

틱낫한 Thich Nhat Hanh(1926 ~)
베트남 출신의 승려이자 평화운동가로 세계적인 영적 스승, 살아있는 붓다로 불린다.

무조건 웃어라. 웃는 순간 힘이 붙는다.

행자 시절 나는 붓다를 이해할 수 없었다. 아니 붓다의 미소를 이해할 수 없었다. 세상은 이렇게 고통으로 가득 차 있는데 어떻게 그런 아름다운 미소를 지을 수 있단 말인가? 붓다는 세상의 고통이 조금도 괴롭지 않은 걸까?

시간이 흐른 후에 나는 붓다의 웃는 듯 마는 듯 입가에 맴도는 미소의 의미를 깨닫게 되었다. 세상을 향한 깊은 이해와 고요의 힘을 지닌 자는 세상의 고통에 압도되지 않는다는 것을 그제야 깨달은 것이다. 붓다가 세상의 고통 앞에서도 미소 지을 수 있는 이유는 그에겐 고통을 돌보고 변화시킬 힘이 있었기 때문이다.

때론 혼자 방안에 있을 때, 나는 오로지 나 자신을 위해 웃는다. 이 웃음은 사랑하는 나에게 보내는 선물이다. 내가 나에게 미소 짓는 것은 나 자신에게 친절하기 위해서, 그리고 나를 잘 돌보기 위해서다.

몸의 병을 내쫓는 데는 활기찬 생각만큼 훌륭한 의사가 없다. 슬픔과 우울함의 그림자를 내모는 데는 선한 마음과 비교할 간병인이 없다. 계속해서 냉소적이고 의심하며 시기하는 못된 생각에 빠져 살면, 결국 자기가 만든 감옥에 갇히게 된다. 모든 것을 좋게 생각하고, 모든 것과 더불어 즐거워하고, 모든 것에서 좋은 점만 찾아내는 법을 참을성 있게 배우는…. 그런 이기적이지 않은 생각이 바로 천국으로 들어가는 문이다. 날마다 모든 생물에 대해 늘 평온한 생각을 품고 살아가면, 그의 삶에는 넘칠 만큼 풍부한 평화가 안겨질 것이다.

생각하는 모습 그대로 –제임스 앨런

비가 오는데 '쪼롱 쪼롱 쪼로롱' 새소리가 들립니다.
빗소리에 묻어 오는 새소리를 듣고 있던 아내가 말합니다.

"비가 오면 새는 어떡하지, 추울 텐데…."
"집이 있잖아."
"집도 비를 맞는데?"
새는 집이 있어도 비를 맞습니다.
추위와 더위, 바람과 어둠을 온몸으로 맞습니다.
하지만 새소리는 늘 맑고 깨끗합니다.

- 정용철

내 마음의 조국 코리아여 깨어나소서

웃음 찬가
종이 울리네(땡땡) 꽃이 피네(활짝) 새들의 노래(짹짹)
웃는 그 얼굴(방긋)
그리워라(그대) 내 사랑아 (자기) 내 곁을 떠나지 마오(메롱)

처음 만나 사랑을 맺은 정다운 웃음 친절한 미소
아름다운 한국에서 건강하게 살렵니다.

1. 교통사고를 줄인다.
운전자가 씩씩거리며 열 받아서 운행을 한다. '쿵' 사거리에서 여성운전자가 탄 빨간 티코와 접촉사고를 낸다. 운전 십년 만에 처음 사고를 낸다며 화를 삼킨다. '에이 씨'가 아닌 '씨~익' 운전명상으로 화기를 정화 하게 되면 뇌파가 알파파 상태로 바뀌면서 안정된 기분으로 운행하게 된다.

2. 관광한국에 이바지 한다.
무표정한 얼굴이 정상인 나라, 하지만 한국을 방문한 외국사람들은 밝은 얼굴을 기대한다.
인도의 시인 타고르가 지은 '동방의 등불' 시가 부끄럽지 않기를 바라며 '씨~익'

일찍이 아시아의 황금시기에
빛나던 등불의 하나인 코리아
그 등불 다시 한번 켜지는 날에
너는 동방의 밝은 빛이 되리라.
마음엔 두려움이 없고
머리는 높이 쳐들린 곳
지식은 자유스럽고
좁다란 담벽으로 세계가 조각조각 갈라지지 않는 곳
진실의 깊은 속에서 말씀이 솟아나는 곳
끊임없는 노력이 완성을 향해 팔을 벌리는 곳

지성의 맑은 흐름이
굳어진 습관의 모래벌판에 길 잃지 않는 곳
무한히 펴져나가는 생각과 행동으로
우리들의 마음이 인도되는 곳
그러한 자유의 천국으로
내 마음의 조국 코리아여 깨어나소서.

3. 이혼수위를 낮춘다.

유머와 재미를 집안으로 끌어들이면 자동적으로 웃음수위는 올라가고 다툼수위는 내려온다는 자연의 순리를 잊지 말자,

4. 건강한 웃음은 건강한 노후를 보장해 준다.

경제적인 계획이 중요하듯이 웃으면서 노년을 건강하게 보내는 계획 또한 빠져서는 안 된다. 황혼의 온화한 빛은 더 따사롭다. 늦어도 50대 초반부터 준비 할 것을 전문가들이 당부한다. 60이 넘어 버리면 이미 몸과 마음이 경직되어 어렵다. 누구나 세월에 꼬꾸라지기 싫어하지만 그러나 일반적으로 꼬꾸라진다. 부단한 노력에 의해 만들어 가야 한다. '동심'을 깨우면 노년이 건강하다.

5. 밝은 웃음은 대한민국 희망 경제의 토대가 된다.

돼지 머리도 웃는 얼굴이 더 값을 쳐주듯이 웃는 이미지는 돈으로 환산 할 수 없을 정도로 브랜드 가치가 높다. FUN가정, FUN직장, FUN한 나라는 뇌가 편안해져 창조적인 작업을 하는데 도움을 줌으로 기발한 발상들이 쏟아져 나와 부강한 한국을 보장해 줄 것이다. 그러므로 웃음이 국가 경쟁력이다. 이해가 되신 분들만 공감의 '박수' 짝짝짝짝 · ··· '씨~익'

이해가 안 되는 분들은 공부 하세요. '멜~롱'

웃음운동은 대한민국의 미래를 열어줄 것이다.

하 하하 하하하하 하하하하하하하하 하하하하하하하하하하하 하하하하하하~

웃음백신을 온 나라에 주입하자.

어쨌든 날카롭게 쏘아보는 듯한 근엄한 철학자들의 초상화를 대하게 되면 웃는 얼굴에서도 웃음이 달아날 지경이다. 철학이라는 것이 어떤 문제든지 뿌리까지 파헤쳐 보는 학문이고 보면, 항상 철학적인 자세를 견지할 때 표정에서도 일단 경박하고 들뜬 분위기가 사라지리라고 이해할 수는 있다. 그러나 지나친 요구사항이 될지 모르지만 엄숙하고 심오한 철학자들이면서 누구에게나 친근감을 선사할 수 있는 웃는 얼굴의 소유자라면 얼마나 좋을까!

우선 웃자, 그러고 나서 진지하게 사고하자. 그러면 그 웃음 뒤에는 가볍게 물리칠 수 없는, 인생과 세계에 대한 값진 지혜가 보석처럼 숨어 있음을 발견하리라. 철학은 흔히 생각하듯이 그리 딱딱한 것만은 아니다. [웃기는 철학] 저자: 고정식

프로이드

웃음을 깊이 분석했던 프로이드의 현존하는 사진 중에 웃는 사진은 하나도 없다고 한다.

학자들은 분석하는 데 전문가들이다. 웃음은 즉흥적이며 순간적인 감정표현이다. 웃음의 종류는 이렇고 저렇고 복잡하게 접근하면 웃음을 소멸시키는 결과를 낳는다.

유머란 축적된 내면의 정신적 에너지의 발산이다. - 프로이드
멋진 말인 것 같은데 머리 아프다. 그냥 웃자.
목표는 웃음에 공감하는 것이 아니라 직접 웃는 것이다. 이 점을 명심해야 한다.

동심

어린이의 마음처럼 순진한 마음

아이들은 쉽게 긴장을 풀어 버린다. 언제라도 에너지를 자유자재로 발산하고, 이리저리 돌아다닌다. 아이들은 자신의 신체를

믿는다. 그들은 천성적으로 놀기 좋아하는 존재다. 박자를 만들며 즐기고, 노래를 지어 내고, 어리석은 행동도 기꺼이 한다.

당신 내면에 숨어 있는 아이를(너무 자주는 말고) 자유롭게 풀어 준다면 인생이 멋지지 않을까?

어릴 적에 가장 좋아하던 놀이가 무엇인가 기억하는가? 대부분 사람들은 술래잡기, 줄넘기, 공놀이 이런 놀이를 응용한 놀이들을 즐겼을 것이다.

지금도 이런 놀이를 할 수 있겠는가? 물론 많은 성인들이 갖가지 운동경기를 즐기고 있으며, 그것도 좋은 일이다. 하지만 운동경기는 규칙이 정해져 있고 경쟁을 유도한다. 즐겁기는 하지만 '통제' 된 동작이다. 좀 더 자유롭고 통제가 덜한 방법으로 긴장을 푸는 것은 어떤가? 아이들은 모두 즐겁게 놀고, 긴장을 풀고, 우스꽝스러운 행동을 하는 데 있어서는 전문가들이다. 가끔은 그들을 흉내 내어 보자.

〈두려움이 나를 망친다〉 저자 : 린다 새퍼딘

두려움을 극복하는 것이 지혜의 시작이다.

– 버트란드 러셀

H. 베르그 송

"자유로워야 할 인간이 부자유한 기계와 같은 운동을 하였을 때 정신이 물질화되었다면 이것을 우리는 몰아개념이라고 하는데 이때 웃음이 나온다."

'노는 인간' homo ludens

아이들처럼 '놀이에 죽고 놀이에 사는' 것을 싫어하는 어른들이 많다.

"너, 하루 종일 뭐했니? 놀았어요! 너 커서 뭐가 되려고 그래? 겉보기와 달리 아이들은 놀이를 통해 많은 것을 배운다.

놀이란?

하나 : 자발적이다.

아이와 동물은 놀이 자체를 즐긴다. 놀이에 열중할 수 있는 것은 놀이가 자발적이고 자유로운 것이기 때문이다.

둘 : 삶의 공간을 이탈한다.

숨바꼭질, 기차놀이, 구슬치기, 카드놀이, 공치기를 하면서 일상생활로부터 벗어나는 것이다.

셋 : 규칙 안에서 모두가 동등하다.

규칙을 어기면 놀이는 와해된다.

어린아이처럼 행동하면 유전자도 함께 반응하여 세포가 젊어진다.

― 조건반사

서양 속담에 "웃을 줄 모르는 사람은 아이를 낳지 말라"라는 말이 있다.

회갑노인도 초등(국민)학교 동창회에선 누구나 다시 어린시절로 돌아간다. 경쟁도, 욕심도, 체면도, 가식도 벗어 던지고 천진난만한 어린이가 된다. 이것이 웃음의 본질이다.

에디슨은 어린이 같이 천진난만 했고 어린이 같이 일을 놀이와 같이 열중했다.

어린이들은 2000여 가지의 다양한 선택을 할 수 있는 대신 어른들은 사회적으로 받아들여지는 약 50가지의 행동에 제한되어 버렸다.

- 워렌 로버트슨

성인은 하루에 7번 정도 웃는다.
6세 아이의 경우 보통 300번 이상을 웃는다.

아이 따라잡기

1. 아이들이 노는 모습을 관찰한다.
   다음 행동을 전혀 예측할 수 없다.
   무아지경에 빠져서 몰입한다.

2. 아이와 함께 놀자.

　자동으로 웃음의 양이 늘어난다.

4. 아이 걸음 따라해 보자.

　자유와 함께 재미를 체험할 것이다. 뇌 또한 유연해 진다.

5. 아이들은 창의적으로 즐긴다.

　매일 한 가지이상 기분이 좋아질 수 있는 꺼리들을 만나자.

환자들은 혼자지내는 시간이 많기 때문에 우울해 질 수 있는 환경에 노출되기 쉬움으로 병세가 더욱 악화될 수가 있다. 적극적으로 노는 법을 터득해야 한다.

배역

왜? 저에게 이런 별 볼일 없는 배역을 맡겼습니까? 한탄하고 있는 시간에 자신의 배역에 충실하게 잘 소화해 내는 것이 더 중요하다. 서로가 일체감 속에서 조화롭게 어우러질 때 멋진 연극이 탄생한다. 이 희곡을 쓴 보이지 않는 작가는 누구일까요? 아! 그 분

주연

남들의 이목이 두려워 사회적 규범의 자에 억매여 기죽어 사는 조연인생들 틈바구니에서 탈출하여 꾸밈없는 자유를 맛보기 위

해서는 거침없이 행동에 옮겨야 한다. 당신이 인생의 무대의 주인공이라는 사실 이것이 당신의 본 모습이다.

변화는 두렵다. 하지만 약한 정신으로 꽁무니 빼며 미리 포기해 버리고 무의미하게 하루하루를 보내는 것 보다는 덜 두렵다. 일단 생각하면 행동해야 한다. 마음 놓고 웃어라 누구도 당신을 욕할 수 없다. 나이에 걸맞지 않아! 나이 값을 하라는 것은 천진스러운 동심을 버리라는 것과는 별개다. 패턴화된 뇌세포를 의식적으로 일탈시켜야 한다. 변화를 시도하는 인생은 가능성의 만찬이 준비되어 있다. 한 부분에서 작은 변화가 시작되면 다른 부분에도 영향을 미친다. 변화는 아직 까지는 유효하다.

험한 이 세상을 살아가려면 아주 영리한 사람이 되거나 아니면 아주 즐거운 사람이 되어야 한다. 나는 오랫동안 영리한 사람 쪽을 택해 살았다. 하지만 즐겁게 살기를 추천한다.

— 하비 더 레빗

셰익스피어는 세상 전체가 무대라고 했다. 웃음의 막을 올려라. 희극배우들이 반길 것이다.

어떻게 생긴 길이건 당신의 길입니다.

예술

예술의 궁극적인 목적은 '정화'다. 웃음도 몸과 마음을 맑게 씻겨준다.

환자들 앞에서 2분간 외부자극 없이 웃는 시범을 보여준다. 짝짝짝··· 박수 소리가 요란하다.. 오장육부가 출렁거리며 아랫배가 후련해지면서 기분이 날아갈 듯 상쾌하다. 일반적으로 웃음운동을 시작 할 때는 10초 웃는 것도 벅차다. 꾸준히 훈련하면 웃는 근육들이 단련이 되기 때문에 2분 이상은 충분히 가능하다. 특히 암으로 투병중인 분들이나 기타환자들은 홀로 지내는 시간이 많기 때문에 필수적으로 웃음운동을 틈틈이 하게 되면 우울증, 두려움, 통증이 서서히 물러가고 희망, 용기, 자신감, 건강이 빈자리를 채우게 될 것이다.

정다운 웃음

입을 잠그고, 마음을 잠그고, 문을 잠그고 제자리에서 쉼 없이 돌아가는 물레방아처럼 반복되는 바쁜 일상에서 잠시 벗어나 자신을 성찰하는 시간을 챙기자. 겉이 바쁠수록 종이비행기에 웃음을 실어 날리며 안을 챙기는 여유로움이 필요하다.

꽃들 마다 형형색색 색상들이 펼쳐지듯이 사람들도 얼굴표정과 목소리 이면에 가지각색의 색상들이 베어 나온다. 긴장된 목소리와 경직된 침침한 표정이라면 안정된 목소리와 온화한 표정이 드러나도록 다시 칠해야 한다. 정이 깃든 웃음이 소리 소문 없이 사라지면서 디지털 화로 인한 상품화된 웃음이 범람 하고 있다. 아랫목에 모여 어깨를 맞대고 옹기종기 앉아 가슴을 펼치고 놀이와 대화에 빠졌던 시절이 아득하다. 웃음의 초점을 명확히 하고, 웃음에 집중하다 보면 잃어버린 놀이, 잃어버린 추억, 잃어버린 웃음을 되찾게 될 것이다.

40년 전 하루에 웃는 횟수가 3배가 많았다면 믿어지나요?

고사 古寺 1

조 지 훈

목어를 두드리다
졸음에 겨워

고오운 상좌 아이도
잠이 들었다

부처님은 말이 없이
웃으시는데

서역 만리 길

눈부신 노을 아래

모란이 진다

목어를 두드리다 잠이 든 상좌 아이의 그 무구한 낮잠과 부처님의 웃음 그리고 그 눈부신 고요 속에서 서역 만리 길을 향해 문득 지는 한 송이 모란, 얼마나 천지 만물을 숨죽이게 하는 고요인가.

- 시인 도종환 〈그대 가슴에 뜨는 나뭇잎 배〉 씨~익

6부
건강한 웃음을 위한 8가지 생활습관

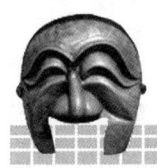

1. 건강한 웃음을 위한 8가지 생활습관

서서히 허물어져 파산 직전인 육신을 건강한 모습으로 되돌려놓기는 매우 어렵습니다. 건강은 전인적全人的인 것으로 행복한 웃음은 건강한 생활습관과 밀접한 관련이 있습니다.

8가지를 기본으로 실천 하면서 웃음운동을 병행한다면 질병은 더 이상 우리 몸에서 세력을 확장하기는 어려울 것입니다.

성공의 확률을 자연스럽게 향상시키고 싶다면 아래의 자연법칙을 실천해야 합니다. 지름길은 없다? '아니다'

지금 소개하는 길이 좁지만 지름길입니다. 난치병 환자들과 함께한 8년여 세월의 건강한 생활습관이 듬뿍 담겨져 있습니다. 꼭! 해보세요!

희망의 소리

건강을 향한 새 출발을 일부 인용하면서 웃음과 연결하여 정리해 봅니다. 보다 자세한 내용은 희망의 소리 홈페이지를 참조하시기 바랍니다.

건강한 웃음과 8가지 생활습관
▶▷ 영양

"영양은 건강에 있어서 가장 중요한 환경 인자(요인)이다"라고 말합니다.

적당히 먹으면 편안하고 기분이 좋고 행복감을 느낍니다. 과식은 위장 뿐 아니라 뇌에도 영향을 끼치며 간장 등 다른 기관에도 연쇄적으로 부담을 줍니다.

소나 말, 코끼리 등은 풀만 먹으면서도 매우 힘든 일을 충분히 해냅니다. 호랑이는 고기를 먹습니다. 그러나 순간적으로 에너지를 폭발시키는 데는 뛰어나지만 지구력을 가지고 일하는 데는 약합니다. 사람에게는 호랑이나 고양이, 개처럼 고기를 자르는데 사용되는 길고 뾰족한 이가 발달되어 있지 않고 곡식이나 채소를 갈고 부수는 치아가 발달되어 있습니다.

힘이 세다는 것은 지구력을 나타내는 말이기도 합니다. 스웨덴의 과학자들은 매우 흥미 있는 실험 결과를 발표했습니다. 9명의 운동선수들에게 계속해서 자전거 페달을 돌리게 하는 실험이었습니다. 첫 3일 동안 선수들에게 야채, 과일, 고기, 곡류 등 보통 혼합식을 먹게 하였습니다. 그 후 이 선수들은 평균 114분 동안 그 페달을 돌렸습니다. 그 다음 3일간은 그 선수들에게 고기와 생선과 계란 등 고지방, 고단백 식사를 주었습니다. 실험에서 평균 57분 동안 페달을 돌린 후 모두 지쳐 쓰러졌습니다. 마지막으로 3일 동안 곡류, 견과류, 야채, 과일 등 순수 채식을 먹였습니다. 이번에는 평균 167분간이나 페달을 돌릴 수 있었습니다. 다량의 육류 식사를 했을 경우보다 무려 3배의 힘을 낸 것입니다.

연구 조사에 의하면 채식을 하는 사람들은 일반적으로 고혈압에 걸리는 비율이 적으며, 콜레스테롤도 낮아서 심장병에 걸릴 가능성이 적으며 변비도 적습니다. 고기를 먹는 것은 건강 때문이라기보다는 입맛 때문인 경우가 대부분입니다. 매일 또는 매주 고기 먹는 양을 조금씩 줄여 보십시오. 꼭 먹고 싶을 때는 지방이나 콜레스테롤이 비교적 적은 생선이나 닭고기를 택하십시오. 구수한 곡식, 신선한 채소, 먹음직스러운 과일은 건강에 최선의 식품입니다.

위는 감정의 변화에 영향을 받습니다. 식사 시간을 넉넉하게 그리고 즐겁게 가지는 것이 그래서 매우 중요한 것입니다. 가족들과 함께 저녁식사를 하면서 개그 콘서트의 인기 코너인 '밥 못자'를 흉내 내며 식사를 하는 데 평소에 아빠의 유머에 시큰둥한 큰 딸이 배꼽을 잡고 웃는다. 집사람도 현지도 덩달아 농담을 하며 유쾌한 분위기가 온 집안에 퍼지면서 즐거운 식사시간이 흘러갔다. 매일 이러면 얼마나 좋을까?… 씨~익

음식을 먹듯이 생각도 먹습니다. 생각은 보이지 않는 영양분으로 불결한 음식을 먹는 것처럼 불결한 생각을 하게 되면 육체는 자동으로 병들게 됩니다. 채식해도 마음에 걱정이 많으면 동맥경화에 걸리지만 채식하며 웃음을 잃지 않으면 복에 복을 더하게 됩니다.

'낙천적인 흡연가가 우울한 채식가 보다 더 건강할 수 있다'
흡연습관이 그 만큼 좋지 않기 때문에 비유로 든 겁니다. 하지만 잘못된 생각습관의 결과는 더더욱 많은 독소를 생산합니다. 내 생각에 문제가 있다는 것을 이제는 알겠는데 어떻게 해결하지! 요즘 나쁜 생각을 할 때 마다 플라스틱 통속에 벌로 돈을 넣고 있는데 13,000원 이 모였다. 다른 방법이 없어서 일단 이렇게라도 하고 있다.

▶▷ 운동

아이는 울거나 기어다니거나 하는 것이 운동이며 아장아장 걷는 것이 운동입니다.

걷기는 모든 사람에게 적용할 수 있는 좋은 운동입니다. 에어로빅은 공기라는 뜻으로, 호흡을 많이 해서 산소 흡입을 증가시키는 유산소 운동을 말합니다. 조깅, 줄넘기, 스키, 축구등도 이에 포함합니다. 에어로빅 운동에서 가장 중요한 것은 최소한 12분 정도는 지속적으로 해야 한다는 점입니다. 에어로빅 운동 중에서 가장 쉬우면서 안전한 운동은 바로 '걷기' 입니다. 남녀노소 누구나 연령에 구애받지 않고, 시간과 장소에도 제한이 없습니다.

표정 없는 얼굴로 중노동하는 것처럼 걷는 분들이 있는데 미소를 지으며 때론 명상웃음과 함께 활기차게 걸어보세요! 에너지가 넘친 사람들은 우울증에 걸릴 시간이 없습니다.

▶▷ 물

사람의 몸은 70% 이상이 물로 구성되어 있습니다. 체내에 물이 모자라면 정신이 혼미해지고 조급해지며 하던 일에 싫증을 느끼게 되고 화를 내며 싸움의 기질이 발동하는 등 행동에 변화가 일어납니다. 적당량의 수분 공급은 생명 유지를 위해 필수적입니다. 매일 마셔야 할 물은 6컵 이상은 되어야 합니다. 대부분의 사람들은 갈증을 느낄 때에만 물을 마십니다. 미 항공우주국 인체과학연구소에서 하루 마시는 물과 체력과의 관계를 실험한 일이 있습니다. 하루 2컵의 물을 마시게 한 그룹과 하루 10컵의 물을 마시게 한 그룹의 체력을 비교 연구한 것입니다. 그 결과 하루 10컵의 물을 마신 그룹의 체력이 2컵의 물을 마신 그룹에 비하여 2.2배나 우월함이 증명되었습니다. 물은 마시고 싶든지 마시고 싶지 않든지 간에 습관적으로 마셔야 합니다. 식사하기 30분 전까지 그리고 식사 후 2시간 이내에는 물을 마시지 않는 것이 오히려 좋습니다. 식사 전에 물을 많이 마시면 위액을 희석시켜 소화에 장애를 일으키고 식욕을 떨어뜨리기도 합니다. 또 식사 중에 물을 많이 마시는 습관은 위산 과다와 위하수의 원인이 되기도 합니다.

▶▷ 햇빛

우리는 해를 먹고 있습니다.

토마토, 귤, 옥수수, 고구마….

햇빛은 오염된 공기를 깨끗하게 정화시키는 힘이 있으며 뇌에서 엔돌핀의 생산을 증가 시키며 건강을 촉진합니다. 얼굴에 햇빛을 15분 정도만 쬐어도 하루 필요한 비타민 D가 생겨 납니다. 이 비타민 D는 장에서 칼슘과 인을 흡수하도록 돕고 적당한 양을 혈액 속에 저장하여 뼈를 강하게 합니다. 햇빛에 노출을 적게 하는 지역 사람들이 노출을 많이 하는 지역 사람들보다 피부암 발생이 훨씬 많다는 것이 조사 보고 되었습니다.

햇빛은 눈을 통하여 사물을 볼 수 있게 하며 뇌 속에 기록하도록 도와주는 일 외에도 송과선을 자극하여 행복물질인 멜라토닌을 만들어 냅니다. 멜라토닌은 암의 성장이나 확산을 지연시켜 주는 역할도 합니다.

일광욕은 이렇게 하십시오.
① 햇빛이 피부에 직접 닿게 하라.
② 강렬한 햇빛은 피하라.
③ 일광욕은 점진적으로 하라.

해를 바라보고 자라는 해바라기처럼 헤헤헤 하며 항상 웃는 얼굴로 살면 좋겠다.

▶▷ **절제**

중용과 절제가 몸에 배어 있는 삶은 진정한 자유를 만끽하게 해 줍니다.

스트레스에 노출되면 술, 담배, 폭식 등 부정적인 입맛에 끌리게 되며 이런 생활이 계속되면 40대나 50대에 심장병, 암, 당뇨병, 고혈압이 기다리고 있습니다.

무절제한 생활습관은 찌르는 고통으로 끝이 보이지 않는 질병의 나락으로 인도 하여 콜레스테롤에 찌든 육신을 파멸시키지만 절제된 생활습관은 뽑아내는 고통으로 자유로운 삶을 보장해준다. 생각하는 습관, 말하는 습관, 먹는 습관, 웃는 습관, 운동 습관, 일하는 습관을 정기적으로 점검하여 수리를 해야 한다

질병의 소용돌이 안으로 빨려 들어간 사람들은 끄덕일 것이다. 다시 빠져나오는 것이 하늘의 별 따기 만큼 어렵다는 것을 그래도 주저앉아서는 안 된다. 내가 뿌린 씨를 다 뽑을 때 까지는…

▶▷ 공기

어린 아기는 호흡할 때 주로 복부가 움직이지만 어른의 경우에는 등과 가슴이 움직이는 경우가 많습니다.

흉식 호흡이라고 불리는 이 호흡 방법은 충분한 산소를 효과적으로 공급하지 못하게 되고 맙니다. 심호흡을 하게 되면 다음과 같은 유익이 있습니다.

① 혈액 속에 산소 공급량을 늘려 주어 정화 작용을 높인다.
② 신경을 완화시키며 흥분 상태가 가라앉는다.
③ 식욕이 증진되고 소화도 잘 된다.
④ 깊고 개운한 잠을 잘 수 있다.
⑤ 간장, 뇌, 심장의 기능이 좋아진다.
⑥ 감기 예방이 된다.

⑦ 기관지, 폐의 질병에 대한 저항력이 증가된다.

웃음운동의 기본은 날숨과 함께 아랫배를 자극하는 복식호흡이다.

그래서 기대 효과가 클 수밖에 없다.

모처럼 심호흡을 하여도 공기가 오염된 상태라면 몸에 해로울 뿐입니다. 부엌에서 1시간정도 가스불로 요리를 하는 경우 도심의 공기 오염 3배에 해당되는 일산화탄소, 이산화질소 등의 오염 물질이 발생합니다. 실내 공기 오염을 근본적으로 차단하기는 어렵지만 세심한 주의를 하면 개선이 가능합니다.

사무실에서 에어컨을 가동할 경우 가능하면 최소한 10%의 공기가 새로 들어오게 하십시오. 이렇게 하면 일하는 사람들의 감각과 창조성을 향상시킬 수 있습니다.

취침시에도 환기에 유의하세요. 겨울철에는 차가운 공기를 직접 호흡하기 힘들어도 간접적으로 환기가 될 수 있게 하세요. 주거 지역을 선택할 때는 인구 밀집 지역이나 공기 오염 지역을 피하고, 나무가 있고 햇빛이 잘 들며 통풍이 잘 되는 곳을 택하세요!

찡그린 얼굴은 주위를 오염시키지만 밝은 얼굴은 신선한 공기와 같습니다.

웃음을 빼앗는 웃음도둑이 되지 말고 웃음을 퍼주는 미소천사로 변신하자.

▶▷ 휴식

춤을 추는 사람이 음악의 리듬을 따라 춤을 출 때 흥이 나고 재미가 있는 것처럼 사람도 활동과 휴식의 주기를 따라 리듬을 지닐 때 건강 생활이 유지되는 것입니다.

머리를 혹사하는 사람은 몸도 움직여 줘야합니다. 싫은 일을 할 때 훨씬 더 피곤을 느낍니다. 취미, 스포츠, 음식 등 자신이 아주 좋아하는 것을 가끔씩 해가면서 일하면 스트레스와 피로가 그만큼 줄어듭니다.

늘 빙그레 웃는 온화한 얼굴과 평온한 목소리는 만나는 사람들을 편안하게 해 줍니다.

생명법칙은 일단 휴식이 먼저다. 웃음은 몸과 마음의 휴식을 제공한다.

참다운 쉼은 삶을 영속적으로 유지시키는 힘을 줍니다.

〈세로토닌〉 몸과 마음이 편안할 때 뇌에서 나오는 행복물질

▶▷ 신뢰

사람의 마음은 신비한 것이어서 마음이 병들면 건강하던 몸도 병이 나게 되며 마음이 건강해지면 병든 몸도 따라서 건강해집니다.

오른편 심장의 판막이 좁아지는 심장병을 삼판 협착증이라고 하는데 의사들 사이에서는 대개 "T.S"로 통합니다. 노만 커즌(N. Cousin)의 책 가운데, 하버드 대학의 도서관 사서였던 T.S 환자가 하버드 의과대학의 심장 내과 교수 레빈Levin 박사를 찾아온 얘기가 적혀 있습니다. 의대생들과 함께 이 환자를 검진하려던 레빈 박사가 급한 일로 출타하면서 학생들에게 "이 환자는 T.S 환자다."라고 급하게 말하고 자리를 떠났습니다.

의대생 4명이 진찰을 끝내고 돌아간 몇 시간 후 이 환자는 상태가 급속히 나빠져서 응급실로 실려왔습니다. 놀란 학생들이 그 원인을 찾던 중 이 환자가 자신을 T.S를 말기Terminal 상태 Situation의 약자로 오해한 이 환자는 자신의 죽음이 임박했다고 확신한 것입니다. 의사들이 아무리 설명해도 이 환자는 "레빈 박사도 그랬고 당신들도 그랬고 모두 내가 죽는다고 속삭이지 않았느냐"는 말을 남기고 이틀 후에 죽었습니다. 자포자기 속에서 그릇된 믿음으로 생명을 잃은 것입니다.

"삶이 그대를 부정하든지 긍정하든지 간에 한 가지만은 결코 포기해서는 안 된다. 그대 자신에 대한 믿음만큼은 절대로 포기해서는 안 된다"

- 헤리E. 포스틱

우리는 모두 영원성을 품고 있는 영적 존재입니다. 보이지 않기 때문에 없다? 성급한 결론입니다. 금광이 땅속 깊숙이 숨어있듯이 진리도 깊숙이 묻혀 있습니다. 웃음운동의 궁극적인 종 착력은 진리역입니다. '진리가 너희를 웃게 하리라.'

- 건강 새 출발 〈희망의 소리〉 www.vop.or.kr

왜! 내 유전자만 회복이 더딜까?
질병의 겨울만 지속되었던 환자의 몸에 건강이 찾아 든 것은 잘못된 습관을 버렸기 때문이지요!

"여보! 언제 쓰레기 버릴까?"
"군말 말고 지금 당장 버리고 와요."

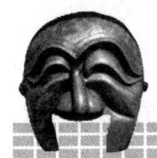
2. 우리는 가족이잖아요

된서리

동료가 삐에로복으로 키타를 메고 노인병동에 들어가 웃음을 찾아주기 위해 비지땀을 흘리며 재롱을 피우는 데 물끄러미 쳐다보고 있던 할아버지가 호통을 친다. … '미친놈'

앙천대소仰天大笑 – 어이가 없어 하늘을 쳐다보고 크게 웃음

자살

'쿵' 후다닥 원무과 직원들과 간호사들이 황급히 계단을 뛰어 내려가는 모습이 심상치가 않아 급히 물어보니 6층에서 남자환자가 뛰어 내렸다는 것이다. 전날 병실을 방문했을 때 창가의 침대에 누워있던 50대 초반의 그 분이다. 얼굴이 마른 장작처럼 말라 생명이 꺼져가는 모습이 안타까웠는데 스스로 온 몸을 던져 마지막 불씨를 꺼버린 것이다.

술, 담배, 과로, 폭식 등 건강을 해치는 잘못된 생활 습관도 긴 의미에서 자살이다.

종교적으로 자살은 큰 죄다. 미움 또한 자신을 죽이는 나쁜 습관이다. 용서하는 연습을 해야 한다. 내가 나를, 내가 너를, 우리 모두는 용서해야 한다. 그 순간 크게 웃을 수 있기 때문이다.

자 ~ 살자 웃음과 더불어 인정해 주면서 같이 살자!

병마와 싸우는 것도 힘들지만 외로움의 병이 더 크다.

노인센터

웃음치료 초청을 받아 노인요양센터를 방문하게 되었다. 진땀을 흘리며 50명에 가까운 할아버지 할머니들을 웃겨 드린다.

객석에서 박수와 함께 웃음이 나오기 시작했다. 건강하게 오래오래 행복하세요! 마무리 인사를 드리고 무대에서 내려오면서 무심결에 관객석을 보게 되었는데 놀라운 광경을 목격했다. 조금 전까지 웃었던 얼굴 근육들이 눈 깜짝할 사이에 모든 참가자가 시작전 표정없는 얼굴로 순식간에 원상복귀된 것이다. 눈에는 초점이 없고 얼굴표정들은 조각처럼 굳어버렸다. 메마른 사막에 단비가 내렸는데 다시 바싹 말라버린 것이다. 자녀들과 오랫동안 떨어져서 웃을 일이 거의 없다보니 웃는 근육들이 퇴화되어 버린 것이다. 딱딱한 얼굴로 긴 세월 사는 것 보다 하루를 살더라도 웃음과 더불어 행복을 노래하며 살아 갈 것을 다짐해 본다.

식어버린 얼굴들이 많다. 하지만 당사자들은 안타깝게도 심각한 상태를 전혀 모른다.

'잘못 된 습관은 제2의 천성이다.'
카스토마 현상 : 친숙한 그대로 있기를 원하는 현상

교도소

○○교도소 정신교육 첫 방문. 삼엄한 경비하에 철창문 여러 개를 통과한 후 50명에 가까운 재소자들을 만날 수 있었다. 화장실에 들려 거울을 보는데 두꺼운 팔뚝에 요란한 문신을 한 건장한 재소자가 들어온다. 순간 움찔하면서 머리가 복잡하다. '차렷 강사님께 인사' 첫 강의는 예상 했던 데로 주눅이 들어 실력 발휘가 제대로 되질 않았다. 한 달 뒤 만반의 준비를 한 후 다시 한번 도

전했다. 재소자들이 기대이상으로 잘 따라 준다. 하 하하 하하하 한 재소자가 엄지를 펴며 최고라며 격려해 주며 나간다. 그 후 강사 평가 설문조사를 하는데 웃음치료 강의가 가장 높은 점수를 받았다며 교육담당관이 전해준다.

환자 뿐 아니라 웃음치료교육은 직장, 가정, 학교, 종교 단체, 복지 시설 등 모두에게 필요하다는 것을 다시 한번 깨닫게 되었다.

"할 수 있다는 생각이나 할 수 없다는 생각이나 모두 옳다."

-핸리 포드

우리는 가족이잖아요!

컴퓨터와 친하지 않아 스트레스를 받을 때면 동료 직원에게 SOS를 청한다. 그럴 때마다 스스럼 없이 도와준다.

'매번 귀찮게 해서 미안 합니다'
'천만해요! 우리는 가족이잖아요'
직장동료를 가족으로 생각하는 그의 마음 씀씀이에 동료애를 느끼면서도 부끄러워진다.

팬클럽

회장, 부회장, 관객 원 달랑 세 명이 팬이었지만 욘 사마 부럽지 않았다. 관객 원은 50대 중반의 약사로 3년 전 크리스마스를 앞두고 떠나셨다. 돌아가시기 1주일 전 통화를 하는데 얘기를 못할 정도로 기침을 심하게 하신다. 고향에 가서 깜짝 위문공연을 준비 했는데 아쉬움이 남는다. '마음을 강하게 먹고 자신 있게 살아요!' 병실을 방문하면 힘 있게 용기를 주셨던 분이었는데,…

50대 초반의 부회장님은 에어로빅강사로 7년 만에 재발하여 긴 투병생활을 다시 하고 있는 중 이었다. 재미있게 사는 것이 가장 좋은 치료라며 아무튼 즐겁게 사시는 분이었다.

40대 후반의 회장님은 여걸이었다.

큰 행사 때마다 만사를 채쳐놓고 물심양면으로 열심히 도와주셨던 분들, 고마운 마음에 인형모양의 베개를 선물로 드렸더니 소녀처럼 좋아들 하시며 웃는다. 따뜻한 사랑을 듬뿍 주셔서 감사합니다. 잊지 않겠습니다.

영원히~

팬클럽 회장

2007년 잔인한 4월 어느 날 이 땅과 영영 이별 했다. 소식을 휴대폰으로 전해 듣는 순간 운전을 멈추고 깊은 상념에 잠긴다. 하늘은 여전히 맑고 세상은 바쁘게 돌아가고 있다. 그 한 복판에 내 안의 의식은 과거로 빨려 들어간다. 그분과의 인연이 횟수로 5년, 암 환자답지 않게 얼굴이 밝고 처음 만났는데도 마치 오래도록 친한 관계처럼 허물없이 다가온다.

속으로 뭐 이런 사람이 있나 싶어 부담스러웠다. 차츰 가까워지면서 허물없는 관계가 되었다. 웃음치료 시간에 노래를 멋들어지게 부른다.

"~부서지는 모래성을 쌓~으며 또 쌓~으며 꼬마 인형을 가슴에 안고 나는 기다릴래요~" 어린 나이에 소녀가장으로 가정을 책임져야했던 작은 소녀. 암 선고 받고 마음을 추스리기도 전에 남편의 교통사고 소식을 듣고 통곡하며 하염없이 기막힌 현실을 받아들이며 울었던 기억들. 그런 아픔이 깊었기에 고통스러워하는 환자들을 만나면 함께 눈물을 흘리며 수발해 주는 모습을 종종 보게 되면서 강인함 속에 감춰져 있는 깊은 정을 느끼곤 했다.

6개월 선고 받고 6년 가까이 살면서 아들딸에게 쏟아 붓는 지극한 모성애. 그래 내가 사는 것만으로도 자식들에게 큰 힘이 된다던 아름다운님은 암과 함께 흙에 묻혔지만 그의 따뜻한 웃음파동은 오랜 동안 가슴속에 메아리 칠 것이다. '얘들아 힘내라'

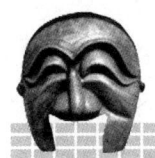# 3.아토피성공

코끼리 가죽

서울 OO대학 신문방송학과에 재학 중인 보통체격에 선한인상의 남학생이 병원에 입원했다. 직원들과 환자들의 입이 다물어지질 않는다. 그 동안 여러 아토피 환자들을 봤지만 그 청년처럼 심하지는 않았다. 수치료질에서 옷을 벗는 데 피부는 불에 그을린 것처럼 검었으며 코끼리 가죽처럼 쭈글쭈글 하며 벌집의 꿀 흘러내리듯 진물이 흘러내린다.

큰 통에 따뜻한 물을 채운 후 숯가루와 아마씨를 타서 온몸을 담그고 1시간 가까이 매일 통속에서 숯욕을 시켰다. 현미밥에 천연조미료로 양념을 한 채식식단으로 식사를 하고 틈틈이 산책을 통해 맑은 공기를 마시며 긴장된 몸과 마음에 휴식을 주었다.

서서히 마음의 안정을 찾고 얼굴에는 희망의 웃음이 피어났다.
  3개월이 지나가면서 차츰 차츰 얼굴과 몸이 회복되었다. 과천에 살고 있는데 집 바로 앞이 도로변이라 공기가 좋지 않다고 한다. 사귀는 여자 친구도 그 동안 만날 수 없었다며 이제는 만날 수 있다며 기대에 부풀어 싱글벙글하다. 그 동안 집에만 틀어박혀 절망하며 지옥과 같은 나날을 고통을 삼키며 보내야 했으며 간지러움 때문에 기나긴 밤을 불면증에 시달리다 아침에 일어나면 밤새 긁은 하얀 껍데기가 한 가득이었다고 한다. 감당하기 힘들었을 스트레스로 인한 중압감을 짐작할 수 있었다.
  퇴원 후 3년 후에 다시 병원에 입원했다. 전 보다는 훨씬 좋아 보였지만 심해져서 다시 왔단다. 건강한 생활습관을 지속하는 것이 어렵다는 것을 청년을 보면서 다시 한번 확인하게 된다.

혹시나 해서

  암으로 투병중이지만 어머니의 모습은 늘 밝고 화창하여 아름다운 얼굴이 더욱 빛나 보인다. 대학생 아들이 주말이면 어머니 문병을 오는데 아토피가 조금은 심해 보이지만 명랑하고 활기가 넘친다. 두 달여 지날 무렵 심한 아토피로 치료중인 과천에 사는 청년의 회복되는 모습을 매주 보면서 혹시나 해서 방학을 이용하여 어머니의 병실에 입원을 했다.
  퇴원을 며칠 앞두고 환자들과 함께 하는 시간에 병원에 입원한 뒤의 과정을 진솔하게 얘기를 한다. 처음에는 이런 단순한 방법으로 치료가 될까 하는 의심이 있었지만 혹시나 하는 마음에 입원을 했다고 한다. 몇 주간은 더 간지러워서 힘들었다며 호전반응으로 인한 간지러움 증세가 약해지면서 이렇게 회복이 됐다며 본인도 놀라워하며 한결 깨끗해진 얼굴에서 건강한 웃음이 터져나온다. 퇴원 후에도 건강한 생활습관을 이어가겠다며 굳게 다짐을 한다.

3명 모두 회복

 방송국에서 선별한 두 명의 남학생과 한명의 여학생을 대상으로 전인치료를 체험하기 위해 병원에 입원했다. 세 학생모두 아토피증세가 매우 심해보였다.
 매 끼니마다 채식식단으로 식사를 하고 맑은 공기를 마시며 산책을 다니고 숯 목욕까지 병행을 하며 회복을 위해 열심히 생활을 했다. 몇 주 지내면서 익숙해지자 퇴원을 했으며 가끔 학생들의 소식이 궁금했는데 몇 달 후 TV에서 학생들을 볼 수 있었다.
 비록 완치는 되지는 않았지만 세 명 모두 놀라울 정도로 얼굴이 깨끗해졌다. 어려서 잘생겨 잡지 표지 모델까지 했다는 남학생은 채식위주의 식사를 하는 모습을 소개하고 안경을 쓴 건장한 학생은 과일, 견과류, 채소가 가득 들어있는 냉장고를 열어 보인다.

여대생은 친구들을 만나러 간다며 건강식을 챙겨가지고 나가는 용기가 대단해 보였다. 밝은 학생들의 얼굴이 계속 이어지기를 바란다.

나약한 의지

점심시간, 병원 옥상에 올라와 6월의 따사로운 햇볕을 쪼이며 운동을 하고 있는데 20대 중반으로 보이는 작은 체구의 청년이 한쪽 귀퉁이에 숨어 뻐끔 뻐끔 담배를 피우고 있는 게 아닌가? 이곳 환자들은 담배 냄새를 아주 싫어하기 때문에 방문객들도 철저히 주의를 주고 있다.

심한 아토피로 인해 핏기가 없는 얼굴과 손은 하얀 껍질로 뒤덮여 있었다. 담배를 피워서는 안 된다며 주의를 줬지만 가끔 올라와 보면 청년이 있던 자리에 담배꽁초가 널려 있었다. 얼마 되지 않아 퇴원을 했는지 청년은 볼 수 없었다. 청년의 미래가 뿌였다.

웃음놀이 치료

2006신년특집 '이달의 좋은 프로그램' 상을 수상한 SBS웃음에 관한 특별보고서.

심한 아토피로 인해 성격까지 거칠어진 동진이를 놀이와 함께 하는 웃음치료를 통해 몰라보게 회복을 시켰던 수제자 서복순선생에게 연락이 왔다. 방송에 소개된 후 소문을 듣고 아토피를 앓고 있는 여러 엄마들이 모여 서복순선생을 초청하여 3개월 동안 교육을 받았는데 그 중에 한아이가 며칠 뒤 병원에 입원한다는 것이다. 아토피가 심해보이는 5살 안팎으로 보이는 단단한 체구의 남자아이가 늘씬한 엄마와 함께 웃음치료 시간에 참석하였다. 어른들 틈에서 엄마와 함께 짝 게임을 따라하면서 웃지만 또래 친구들이 없어서 낯설어한다.

　엄마가 웃음놀이치료교육을 받아서 아이와 함께 매일 숲속에 들어가 자연 가운데서 물장구도 치며 다양한 놀이를 계발하며 마음껏 뛰논다. 한 달 가까이 되서 산책을 하는 중에 잣나무 숲에서 만나 이런 저런 얘기를 나눠본다. 둘째는요! 아들 하나만으로도 감당하기 힘들다며 긴 한숨을 내 쉰다. 그 동안 어느 정도 힘들었을 지를 짐작케 한다. 힘내세요!

영양사의 실험

　실험정신으로 아들을 아토피의 사슬에서 해방시킨 영양사의 경험을 소개하겠다. 어느 날 기름에 튀긴 닭을 사와 아들을 먹였는데 자면서 심하게 긁기 시작해서 그 후로 시중에서 판매하는 식품들을 사다가 먹여서 자면서 긁기 시작하면 다음에는 구입하지 않았다고 한다.

　집에서 조리한 닭고기는 괜찮아서 자주 먹이지는 않고 가끔씩 해줬으며 온 가족이 채식위주의 식사를 꾸준히 해오고 있다.

아이들에게는 엄마의 올바른 치료방법을 선택하는 지식과 의지가 중요하며 성인이 되어서는 본인의 선택과 강인한 치료의지가 중요하다. 옥상 귀퉁이에서 담배의 유혹을 이기지 못한 청년의 나약한 의지를 생각하면 마음이 아프다.

후기

감사의 글

여러 해 동안 힘겹게 투병하는 환자들과 경험했던 다양한 사례들을 바탕으로 첫 글을 시작한지 3년여 만에 세상에 첫 선을 보이게 되었다. 그 동안 도움을 주신 많은 분들에게 감사의 마음을 전하고 싶다.

이 책이 세상에 나올 수 있도록 여러모로 배려해주신 건강신문사 윤승천 사장님께도 깊이 감사드린다.

암 전문 요양병원의 독특한 환경이 밑거름이 되어 세계적으로 유례를 찾아보기 쉽지 않는 웃음치료프로그램을 환자들과 매일 진행 하면서 뜻하지 않게 오랜 동안 베일에 가려졌던 웃음의 실체를 하나 둘씩 발견할 수 있었다. 필자가 근무한 곳에서 2003년부터 병원웃음치료가 최초로 TV에 방영 되면서 전국으로 퍼져나가기 시작했으며 예상 했던 데로 최고의 병원들이 환자 서비스 차원에서 1주일 또는 한달에 한번 정도 도입하고 있는 단계까지 오게 되었다. 그 동안의 현장경험으로 비추어 볼 때 매일 할 것을 권장한다.

심신이 지친 환자들의 경직된 얼굴이 한두번의 참석으로 낙하산처럼 퍼지기는 어렵다. 환자에게 제대로 도움을 주고 싶다면 1회성 이벤트가 아닌 고객들에게 정성껏 준비된 프로그램으로 지속적인 도움을 드려야 한다. 긍정적인 병원의 이미지를 알리는데 특성화된 웃음치료가 큰 몫을 해낼 것이다.

수천명의 웃음치료사예비생들을 강의 하면서 한정된 시간 때문에 아쉬움이 있었는데 이 책은 가야할 방향을 잡을 수 있도록 나침판이 되어 줄 것이다.

8년 가까이 함께 웃었던 그리운 얼굴들이 어렴풋이 떠오를 때면 포크기타에 마음을 실어 노래를 부른다. 많은 분들이 아쉬움을 뒤로한 채 먼 이별을 고했지만 아름다운 만남을 꿈꾸며 요즘들어서 이 노래를 자주 부른다.

한 사람 여기 또 그 곁에 둘이 서로 바라보며 웃네!
먼 훗날 위해 내 미는 손 둘이 서로 마주잡고 웃네!
한 사람 곁에 또 한 사람 둘이 좋아해
긴 세월 지나 마주앉아 지난 일들 얘기하며 웃네...

꽃향기가 만발한 영원한 강가를 거닐며 손을 마주잡고 다정히 눈웃음 지으며 그리운 벗들과 함께 부르게 될 것이다.

오랜 정박을 마무리 짓고 출항할 시간이다. 멋진 항해가 되기를 바랍니다.

씨~익

평생에 단 한가지 정보만 얻더라도 그 가치가 충분한
Since1991 건강신문사 베스트 셀러

귀하의 건강과 부귀영화를 지켜 주는 책 !

현대의학의 한계를 식이 · 영양요법으로 극복한

간암 .위암. 대장암. 폐암. 뇌종양. 갑상선암. 유방암. 백혈병 **암 승리자들의 증언**

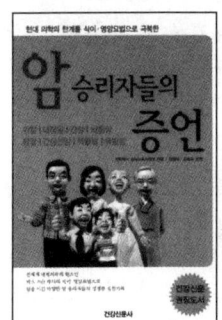

가격 : 20000원 / **쪽수** : 372면

이 책은 대장암에서 전이된 간장암을 선고받은 의사와 주변의 다른 암환자들이 스스로 암을 식이 · 영양요법으로 극복학 구체적인 체험기이다. 독일 출신의 미국의사 막스거슨 박사가 개발한 '암의 식의 · 영양요법' 은 구미에서 유명하다. 대학박사이면서 대학병원 의사인 저자는 암환자의 심적문제에도 깊은 이해와 통찰이 필요함을 지적하며 식이, 영양요법을 통해 암을 극복할 수 있다고 강조한다. 이 책은 거슨요법을 통해 암을 극복한 사례를 통해 거슨 요법을 소개하고 그 효과를 알려준다.

역자 : 김정희
서울대학교 생물학과를 졸업하고, 동 대학교 대학원에서 보건학 석사 학위를 받았다. 서울대학교 생물학과 강사, 동덕여자대학교 가정학과 강사를 거쳐 현재 한국 MCL연구회 회장으로 있다.

역자 : 김태수
서울대학교 문리대 영어영문학과를 졸업하고 부산대학교 경영대학원 석사를 마치고 제12대 국회의원을 역임했다. 현재 한국자연건강학회 장으로 있다.

저자 : 호시노요시히코
1947년 후쿠시마현 출생.
1973년 후쿠시마현립의대 졸. 동대학병원 신경전신과 근무.
1980년 의학박사 학위 취득
1985~1986년 미국 유학, 아동정신학 연구.
1991년 현재 후쿠시마현립의과대학 신경정신임상부 부장겸 교수. 일본 아동청년정신의학회 평의원.

굳은간이 풀리고 세포가 살아난다
⊙ 간 질환(간암 · 간경화 · 간염) 고치는 기적의 식이요법

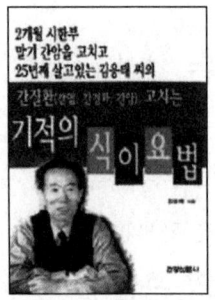

가격 : 10000원　/　쪽수 : 176면

저자 자신이 2개월 시한부 간암 선고를 받고 암을 극복하기 위해 25년 이상 실천한 식이요법과 운동요법에 관해 엮은 것이다. 가벼운 운동과 식이요법 등으로 암을 다스리면서 이를 극복했고, 이 과정에서 자신을 식이요법의 실험대상으로 삼아 여러차례 죽을 고비도 넘겼다. 저자는 이 책에서 생수와 운동, 당근즙, 생미역줄기를 간암극복의 일등공신으로 꼽았다. 자신의 투병일지를 공개함으로써 고통받고 절망하는 환자들에게 희망과 용기를 잃지 않고 치료될 수 있다는 의지와 신념의 지침서가 되길 바라고 있다.

저자 : 김응태
1938년 10월 16일 일본 오사카에서 출생했고, 전남 강진에서 성장하였다.
삼중당 출판사에서 15년간 근무, 보문당 서점을 18년 동안 경영하였다. 현재 자연건강법을 연구하며 간장병 환자들에게 식이요법에 관한 상담 및 자문을 해주고 있다.

독일 국립 암센터 연구 경험을 토대로 한
⊙ 암을 이겨내는 지혜 & 암정복 성공비결 10가지

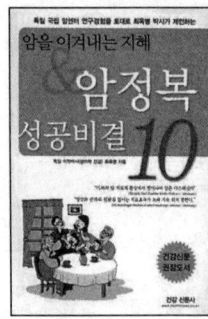

가격 : 12000원　/　쪽수 : 136면

오늘날 대부분의 성인병들은 잘못된 음식물섭취에서 비롯되는 물질대사기능장애로 야기되어진다. 이러한 잘못된 물질대사는 알러지질환, 위장질환, 당뇨, 고혈압, 중풍등 다양한 성인병들을 유발시키고 최종적으로는 암과 같은 만성질환으로 연결되어지므로 평상시 좋은 물질섭취가 매우 중요하고 잘못된 물질섭취로 만들어진 병체질을 다시 건강하게 되돌리기 위해서는 과학적으로 입증된 생리정상화 및 활성물질투여가 체계적으로 이루어져야 할것이다. 이 책에서는 그 동안 각종 물질대사 질환에 적용되는 영양치료와 면역치료에 수많은 연구 논문들을 통해 효과적으로 밝혀진 내용 중 일부를 소개하고 독일 국립 암센터 연구경험을 토대로 최옥병 박사의 암 정복 성공비결 10가지를 제시한다.

저자 : 최옥병
독일 Hoheheim 대학교 Dept, of Bio-Medicine & Technology 학부 졸업.
독일 Tubingen 대학교 Dept, of Bio-Medicine & Technology 석사, 박사졸업.
독일 Heideberg 의과대학교 국립 암 연구센터 학술연구원.
독일 Freiburg 의학대학교 종양연구소 전문연구과정 수료.